专科护士规范化培训系列丛书

主编◎席祖洋　刘静兰

临床护理风险清单管理

LINCHUANG HULI FENGXIAN QINGDAN GUANLI

长江出版传媒

湖北科学技术出版社

图书在版编目（CIP）数据

临床护理风险清单管理 / 席祖洋，刘静兰，郭蓉主
编 . -- 武汉 : 湖北科学技术出版社，2024. 9（2025.1 重印）.
ISBN 978-7-5706-3489-7

Ⅰ．R47

中国国家版本馆 CIP 数据核字第 2024RY9917 号

责任编辑：常　宁

责任校对：王晓博　　　　　　　　　　　　　　　封面设计：张子容

出版发行：湖北科学技术出版社

地　　址：武汉市雄楚大街 268 号（湖北出版文化城 B 座 13—14 层）

电　　话：027-87679468　　　　　　　　　　　邮　编：430070

印　　刷：武汉鑫佳捷印务有限公司　　　　　　　邮　编：430205

787×1092　　　1/16　　　　　　　　　　13 印张　　　300 千字
2024 年 9 月第 1 版　　　　　　　　　　　2025 年 1 月第 2 次印刷
定　价：68.00 元

《临床护理风险清单管理》
编 委 会

主　　编　席祖洋　刘静兰　郭　蓉

副 主 编　张　菊　唐宝玉　施又丹　冯德春

　　　　　李方芳　李明武　李丹丹　王　丽

　　　　　谢玉平　陈丽晶　李茶香　彭家芹

编　　者 （以姓氏拼音为序）

　　　　　白桦林　曹　超　曹　妍　陈　铭

　　　　　陈彩娥　陈敏敏　丁倩倩　杜支伟

　　　　　高　凤　何小静　胡　娥　黄秋云

　　　　　李玲洁　李珊珊　李晓颖　李友琼

　　　　　刘　贝　刘　阳　刘彩霞　刘会琴

　　　　　刘正慧　陆　松　吕　娟　平小琼

　　　　　祁　媛　钱楚晖　乔　苗　屈　华

　　　　　冉春华　石巧云　覃江松　谭莉莉

　　　　　唐光明　田　飞　涂　建　汪金凤

　　　　　王　燕　王道淑　王晓霞　魏永婷

　　　　　吴　倩　吴先迪　向　娟　向桂芳

　　　　　谢婷婷　徐海英　杨　依　杨晶晶

　　　　　尤小云　曾晓倩　张　杰　张　玲

　　　　　张晓乐　章慧敏　赵莉莉　赵龙桃

　　　　　赵云云　周　艳　朱华丽

主编单位：三峡大学第一临床医学院
　　　　　宜昌市中心人民医院

内容提要

医疗风险无处不在，风险管理已成为现代医院管理者日益关注的课题。医疗行为伴随的风险往往与护理行为难以分割，护理风险存在于护理工作的各个环节。风险清单是针对护理过程中关键风险点形成的管理清单，为护士执行各项护理工作提供参考。

本书分为风险清单概述、疾病并发症管理风险清单、药物使用风险清单、操作流程风险清单、仪器设备风险清单、健康宣教与沟通风险清单、感染防控风险清单、专科风险评估清单、风险清单实践，共九章，识别出护理工作中的各个风险点，针对风险点罗列出切实可行的预防措施、应急处置措施，给予护理人员指导，有助于提高护理工作效率、减少护理差错、保障患者安全。编者遵循疾病的发展过程，结合本专业最新指南、教科书等国内外文献资料撰写。本书突出实用性，步骤清晰，可操作性强，可以作为护理课堂教学及临床实践教学的参考用书。

　　护理安全是确保医疗质量、保障患者生命安全的重点之一，而在护理工作中由于记忆不完整、注意力不集中等，不可避免地会出现一些差错，影响护理安全。葛文德认为，人类的错误主要分为两类：一类是"无知之错"，另一类是"无能之错"。"无知之错"是我们没有掌握正确知识而犯下的错误，可以被原谅；而"无能之错"是我们掌握了知识却没有正确使用而犯下的错误，是可以通过风险清单避免的。风险清单会提醒我们不要忘记一些必要的步骤，并让操作者明白该干什么，如何才能持续、正确、安全地把事情做好。这不仅是一种检查方法，而且是一种保障高水平、高绩效的手段。它主要可以解决两大难题：一是记忆和注意力谬误；二是麻痹大意。

　　为了避免或减少护理工作中差错的发生，宜昌市中心人民医院成立"护理风险"项目组，从 2019 年开始编制风险清单，通过查阅指南等文献，将药物使用、疾病管理、操作流程等中的风险点、关键点、必不可少的基本步骤罗列出来，形成一张张简洁明了、形式统一的清单。同时将部分清单导入移动护理数字系统（personal digital assistant，PDA），在操作前给予护理人员提示、警醒，让护理人员遵循清单做事，把事情做正确、做好，降低差错的发生率，减少了不良事件的发生。

　　按照并发症管理、药物使用、操作流程、仪器设备、健康宣教与沟通、感染防控、专科风险分为七类清单，以"简单、可测、更新、高效、实用"为原则，覆盖护理工作中的各个风险点，即时在最危急的情况下也能给予护理人员指导，对提高护理工作效率、减少护理差错、保障患者安全起到了不可或缺的作用。

目 录

CONTENTS

第一章　风险清单概述　　　　　　　　　　　　　　　　　　/ 001

第一节　相关概念　　　　　　　　　　　　　　　　　　　　/ 001

第二节　护理风险的识别与防范　　　　　　　　　　　　　　/ 002

第三节　护理风险清单的力量　　　　　　　　　　　　　　　/ 003

第四节　护理风险清单的编制与更新　　　　　　　　　　　　/ 004

第二章　疾病并发症管理风险清单　　　　　　　　　　　　　/ 005

第一节　内科系统疾病并发症管理风险清单　　　　　　　　　/ 005

第二节　外科系统疾病并发症管理风险清单　　　　　　　　　/ 029

第三节　妇科系统疾病并发症管理风险清单　　　　　　　　　/ 047

第四节　儿科系统疾病并发症管理风险清单　　　　　　　　　/ 050

第五节　五官科及其他系统疾病并发症管理风险清单　　　　　/ 058

第三章　药物使用风险清单　　　　　　　　　　　　　　　　/ 066

第一节　电解质药物使用风险清单　　　　　　　　　　　　　/ 066

第二节　血管活性药物使用风险清单　　　　　　　　　　　　/ 067

第三节　抗栓药物使用风险清单　　　　　　　　　　　　　　/ 068

第四节　抗肿瘤药物使用风险清单　　　　　　　　　　　　　/ 069

第五节　镇痛药物使用风险清单　　　　　　　　　　　　　　/ 073

第六节　血管扩张药物使用风险清单　　　　　　　　　　　　/ 074

第七节　强心药物使用风险清单　　　　　　　　　　　　　　/ 075

第八节　其他药物使用风险清单　　　　　　　　　　　　　　/ 075

第四章　操作流程风险清单　　　　　　　　　　　/ 080

第一节　基础操作流程风险清单　　　　　　　　　　/ 080

第二节　专科操作流程风险清单　　　　　　　　　　/ 101

第五章　仪器设备风险清单　　　　　　　　　　　/ 114

第一节　仪器设备日常保养与维护风险清单　　　　　/ 114

第二节　急救、生命支持类设备操作风险清单　　　　/ 116

第三节　专科设备操作风险清单　　　　　　　　　　/ 118

第四节　仪器设备故障和报警风险清单　　　　　　　/ 122

第六章　健康宣教与沟通风险清单　　　　　　　　/ 126

第一节　常规健康宣教与沟通风险清单　　　　　　　/ 126

第二节　检查与治疗宣教风险清单　　　　　　　　　/ 130

第七章　感染防控风险清单　　　　　　　　　　　/ 135

第八章　专科风险评估清单　　　　　　　　　　　/ 142

第一节　内科系统风险评估清单　　　　　　　　　　/ 142

第二节　外科系统风险评估清单　　　　　　　　　　/ 149

第三节　妇科系统风险评估清单　　　　　　　　　　/ 155

第四节　儿科系统风险评估清单　　　　　　　　　　/ 157

第五节　五官科及其他系统风险评估清单　　　　　　/ 159

第九章　风险清单实践　　　　　　　　　　　　　/ 163

参考文献　　　　　　　　　　　　　　　　　　　/ 194

第一章
风险清单概述

第一节　相关概念

一、风险的概念

风险是某一特定危险情况发生的可能性和后果的组合。风险是一种不以人的意志为转移，独立于人的意识之外的客观存在。风险具有普遍性、客观性、损失性、相对性、不确定性和社会性，其中不确定性是风险的本质特征。

风险的构成要素包括风险因素、风险事故和损失。风险因素是风险事故发生的潜在原因，是造成损失的内在的、间接的原因。风险事故是造成损失的外在的、直接的原因，是损失的媒介物，即风险只有通过风险事故的发生才能导致损失。在风险管理中，损失是指非故意的、非预期的、非计划的经济价值的减少。

二、护理风险的概念

护理风险是指在护理过程中出现的可能导致患者受到伤害的风险。护理风险贯穿护理操作、处置、配合抢救等各个环节，护理风险的存在不仅会影响患者的健康和生命安全，也会对医疗机构和医护人员产生影响。

三、护理风险清单的概念

护理风险清单是指医院根据护理活动内容和风险管理要求，以表单形式进行风险识别、风险分析、风险应对措施、风险报告和沟通等管理活动的工具方法。护理风险清单的主要目标是让医院从整体上了解护理风险概况和存在的重大风险，明晰各相关部门的风险管理责任，规范风险管理流程，并为医院构建风险预警和风险考评机制奠定基础，降低护理风险。

第二节 护理风险的识别与防范

一、护理风险识别

护理风险识别是指对一切影响质量管理的原因与现象的主动估计及预见，即风险评估。评估的意义在于识别可能存在风险的环节和因素，确认风险的性质，获得相关数据，从而采取相应的应对措施，有效地防范风险的发生。风险识别的原则为全面系统梳理、全员参与、动态调整。

护理风险识别是护理风险管理的第一步，是整个护理风险管理工作的基础。管理者要重视风险的识别，对护理工作中潜在的和客观存在的各类风险进行识别和归类，对临床发生的不良事件进行分析，查找根因，寻求风险防范措施，有组织、有系统地消除或减少护理风险引发的危害和损失。

在临床工作中，常见的护理风险有以下3种：①患者因素所致的风险（患者的疾病因素、配合度等）；②护理行为所致的风险（工作经验、风险认知、医疗水平局限、护理人员的素质或数量等）；③系统因素所致的风险（制度、设备、服务等）。

二、护理风险防范

临床护理工作中不可避免地会出现一些风险，不过大部分的风险都是可以预防的。通过护理风险识别对风险进行系统、详细描述，针对关键点制订风险清单，采取培训、教育等措施来防范风险。风险防范措施主要包括以下几点。

（一）风险教育与专项培训

风险教育与专项培训是防范护理风险的基础。医院管理部门结合工作实际对护理人员进行安全知识、风险管理的培训，让护理人员充分认识到风险防范的重要性，对护理风险实行主动管理。护理人员应掌握护理风险管理的四要素：①同情（同情患者）；②交流（与患者、家属、同事交流）；③能力（具备护理专业技能）；④表格化（护理记录客观、真实、准确、及时、完整、规范）。

（二）完善规章制度

完善不良事件管理制度、核心制度等，调动护理人员的责任心，做好制度的执行和落实工作，避免人为因素导致的医疗纠纷发生。

（三）提高专业技术水平

制订护理人员培训计划，按护理操作规程对护理人员进行培训和考核，让护理人员不断更新专业知识和提高专业技术水平。

（四）健全风险管理机制

风险管理的理念是把发生不良事件后的消极处理变为事前的主动预防，把害怕担责变为积极上报，把怕出错变为积极思考如何预防出错，保障患者安全。

第三节　护理风险清单的力量

风险清单作为风险管理的重要工具，具有以下好处。

（一）理清思路

制订风险清单的过程是一个走现场、寻根因、找关键点的过程，能够帮助护理人员理清思路，保持专注性和条理性，不至于碰到难以处理的事情时毫无头绪。

（二）减少焦虑

护理人员在单独上班时遇到少见并发症、少见操作、少见药品时可以翻看清单，了解正确的处置方式，避免慌张，减少焦虑。

（三）减轻记忆压力

护理人员需要掌握的知识繁多，很难都记住。我们将风险清单上传到手机 App，导入移动护理数字系统（personal digital assistant，PDA），并将纸质版放置在显眼处，护理人员无须记忆，需要时查看即可。

（四）降低出错概率

清单简洁明了，让护理人员轻松掌握关键内容、发现潜在问题，帮助人们尽可能降低出错的概率。

2001 年，约翰·霍普金斯医院的重症监护专家彼得·普罗诺弗斯特将中心静脉置管操作清单用于防止中心静脉置管感染，该清单包括五个步骤，授权护士在操作中督促医生按要求完成这五个步骤。经过 1 年的实验，中心静脉置管 10 天内引发感染的比例从 11%下降到了 0。统计显示，在约翰·霍普金斯医院，清单的实施共防止了 43 起感染事件和 8起死亡事故，并为医院节省了 200 万美元。由此可见，清单的力量是强大的，能够帮助人们抓取关键内容，防范错误。但清单的力量也是有限的，因为没有一张清单能够涵盖所有的内容，而且解决问题的主角是人而不是清单，执行清单的好坏取决于人的主观能动性。

第四节　护理风险清单的编制与更新

护理风险清单的编制工作由护理部牵头，聚焦患者安全，各病区梳理病区内疾病、并发症、药品、操作、沟通、评估、设备使用的风险点，结合近年来发生的不良事件，筛选、识别风险，通过走现场、寻根因、找关键点，制订应对措施，形成风险清单。

一张清单需具有简单、可测、更新、高效、实用的特征。风险清单的编制遵循 3W 原则：谁来做（Who）、什么时候做（When）、怎样做（What），以确保那些看似简单却十分重要的步骤不被人们忽略。在编制时须注意六大要点。①设定清晰的节点：清单使用者在这些节点执行清单列出的项目。②选择合适的清单类型：操作确认型和边读边做型。③简单：抓关键，简明扼要，避免冗长的操作流程。④语言精练、准确：为使用者所熟悉的专业用语。⑤版式整洁：文字排版不要超过一页，排列清晰，切忌杂乱无章。⑥可测和高效：措施能够有效地执行，效果能够被精确地测量，能够接受现实的检验。

风险清单不是一成不变的，清单的内容要与时俱进，定期或不定期地根据医院内外部环境变换进行再次评估，确认风险清单是否全面识别风险，是否采取了恰当的应对措施。如发现清单不合适或有更有效、更优化的内容，要及时更新调整，持续改善，让清单始终能够保持敏感性，确保安全、正确和稳定。

第二章

疾病并发症管理风险清单

第一节　内科系统疾病并发症管理风险清单

一、大咯血风险防范及处置清单

风险点：大咯血致患者窒息、休克，甚至死亡	
风险人群：肺癌患者、食管癌患者	
预防要点：	完成情况
1. 教育患者避免吃坚硬、辛辣刺激食物	□是　　□否
2. 保持呼吸道通畅	□是　　□否
3. 有咯血倾向的患者床边备吸引器等抢救用物	□是　　□否
识别要点：	完成情况
咽喉发痒感或刺激感、胸闷、憋气、出冷汗、咳嗽、两手乱动或手指喉头、表情紧张或惊恐等	□是　　□否
紧急处置要点：	完成情况
1. 体位：将患者置于患侧卧位，指导患者保持情绪稳定，立即报告医生	□是　　□否
2. 用药：开通 2～3 条静脉通路，遵医嘱用药	□是　　□否
3. 鼓励患者通过咳嗽清除气道积血，避免屏气，如不能有效清除，使用负压吸引器清理。通知麻醉科随时准备插管	□是　　□否
4. 保证患者安全，避免跌倒、坠床	□是　　□否
5. 观察咯血量、心率、呼吸、血压、意识，做好记录	□是　　□否
6. 咯血无缓解或出现休克时立即联系介入科或转 ICU 治疗	□是　　□否

二、肺部感染风险防范及处置清单

风险点：重度肺部感染引起体温过高、血压下降、胸痛、呼吸困难		
风险人群：重度肺部感染患者		
预防要点	完成情况	
1.避免感冒，预防着凉，注意保暖	□是	□否
2.每日饮用 1500 ～ 2500mL 温开水	□是	□否
3.积极处理感染，规范使用抗生素治疗	□是	□否
识别要点	完成情况	
体温升高、血压下降、心率和（或）呼吸突然加快、烦躁不安、胸痛、昏迷、昏睡、严重腹胀、呼吸困难等表现，结合临床检查结果识别	□是	□否
紧急处置要点	完成情况	
1.体位：半坐卧位或平卧位，指导患者保持情绪稳定，立即报告医生	□是	□否
2.吸氧：给予氧气吸入，严重者根据血气分析结果给予面罩吸氧或者无创呼吸机辅助通气	□是	□否
3.用药：开通 2 ～ 3 条静脉通路，遵医嘱行退热、补液、升压等治疗	□是	□否
4.观察：用药后每 30min 观察体温、心率、呼吸、血压、意识、尿量、胸痛等情况	□是	□否
5.护理：出汗后保持皮肤清洁干燥，更换干净舒适的棉质衣物，症状好转后补充营养及水分	□是	□否
6.心理：做好心理疏导，指导患者调整情绪，转移注意力	□是	□否

三、慢性阻塞性肺疾病并发症风险防范及处置清单

风险点：慢性呼吸衰竭、慢性肺源性心脏病、肺性脑病、自发性气胸		
风险人群：慢性阻塞性肺疾病患者、呼吸衰竭患者、肺性脑病患者		
预防要点	完成情况	
1.避免诱发因素，脱离污染环境，戒烟，积极治疗基础疾病	□是	□否
2.观察患者意识、呼吸、咳嗽、咳痰、胸闷、喘息程度，有无发绀	□是	□否
3.给予心电监护，定时监测心率、血压、血氧饱和度，必要时给予呼吸机辅助通气	□是	□否
4.定时监测动脉血气和水、电解质、酸碱平衡情况	□是	□否
5.遵医嘱给予抗生素、糖皮质激素、支气管舒张药、祛痰药、雾化药等，观察药物疗效	□是	□否
识别要点	完成情况	
6.突发呼吸困难、胸闷、气促、发绀、头痛、头晕、精神不振、烦躁、意识障碍，轻者呈嗜睡、昏睡状态，重者昏迷	□是	□否
紧急处置要点	完成情况	
7.体位：绝对卧床，取半卧位，立即报告医生，指导患者保持情绪稳定；注意极度烦躁或昏迷者安全，专人护理，加床栏，必要时行保护性约束，防止意外发生	□是	□否
8.吸氧：鼻导管吸氧 2 ～ 3L/min 或文丘里面罩吸氧，根据动脉血气分析结果及患者病情及时使用无创呼吸机辅助通气或经鼻高流量给氧	□是	□否
9.用药：建立静脉通路，遵医嘱用药（支气管舒张药、抗生素、糖皮质激素），观察药物疗效及不良反应	□是	□否

10. 观察 （1）每30min巡视患者，做好记录，注意监测尿量 （2）观察意识、咳嗽、咳痰、喘息有无缓解，痰液的颜色、性状、量 （3）注意呼吸机运行情况及患者配合情况 （4）对于严重气胸患者，根据病情及时配合医生行胸腔穿刺＋胸腔闭式引流术，按常规进行护理	□是 　□否
11. 病情持续不缓解或加重，协助医生进行床旁气管插管，行有创呼吸机辅助通气，保持呼吸道通畅，按需吸痰	□是 　□否

四、慢性支气管炎并发症风险防范及处置清单

风险点：痰液咳不出导致呼吸困难、窒息	
风险人群：慢性支气管炎患者、严重感染患者	
预防要点	完成情况
1. 戒烟，避免感冒、受凉、过度劳累，避免吸入粉尘和刺激性气体	□是 　□否
2. 积极防治上呼吸道感染等诱因，遵医嘱给予抗感染、平喘、化痰药物	□是 　□否
3. 对于痰多且不易咳出的患者，配备床头吸引装置，指导患者有效咳嗽咳痰，协助家属给患者叩背排痰	□是 　□否
识别要点	完成情况
4. 突发咳嗽、咳痰、呼吸困难、喘息、气促、胸闷、发绀、大汗、烦躁	□是 　□否
紧急处置要点	完成情况
5. 取半卧位，指导患者保持情绪稳定，立即报告医生	□是 　□否
6. 吸氧：根据动脉血气分析结果，遵医嘱予合适的氧流量进行氧疗，必要时给予面罩吸氧或者无创呼吸机辅助通气	□是 　□否
7. 吸痰：清理患者呼吸道无效、有窒息征象时立即给予吸痰处理	□是 　□否
8. 用药：开通1～2条静脉通路，遵医嘱用药（抗生素、镇咳药、祛痰药、平喘药）	□是 　□否
9. 观察：用药后每5～10min观察血氧饱和度、心率、呼吸、血压、意识，呼吸困难、发绀症状缓解后改为每30min观察1次，做好记录	□是 　□否
10. 病情持续不缓解并加重、有意识改变或出现窒息时立即协助医生行气管插管	□是 　□否

五、支气管哮喘并发症风险防范及处置清单

风险点：支气管哮喘致患者呼吸困难、气胸、肺不张、纵隔气肿等	
风险人群：幼儿、老年人、慢性哮喘患者等	
预防要点	完成情况
1. 避免摄入易致过敏的食物，避免接触宠物和刺激性气味，避免强烈的神经刺激和剧烈运动。外出时注意保暖，避免冷空气刺激，预防呼吸道感染	□是 　□否
2. 明确自己的过敏原，在生活中有效规避，减少哮喘的发作次数	□是 　□否
3. 根据情况适当进行体育锻炼，提高免疫力，增强体质	□是 　□否

续表

识别要点	完成情况	
4. 发作性的呼气性呼吸困难,可伴有喘息、气急、胸闷或咳嗽等症状,以夜间和凌晨发作为主	□是	□否
紧急处置要点	完成情况	
5. 取端坐位,指导患者保持情绪稳定,立即报告医生	□是	□否
6. 吸氧:给予鼻导管吸氧或面罩吸氧,氧流量为 1 ~ 3L/min,吸入氧浓度不超过 40%	□是	□否
7. 用药:遵医嘱用药(抗炎药、解痉药、平喘药),正确吸入激素类药物,并在用药后立即用清水漱口,糖皮质激素类药物宜在餐后服用,观察药物疗效及不良反应	□是	□否
8. 观察:用药后观察患者有无心悸、低钾血症等不良反应,气喘、胸闷、咳嗽症状有无缓解	□是	□否
9. 鼓励患者每日饮水 2500 ~ 3000mL,保持情绪稳定,避免精神过度紧张、恐惧、情绪激动等诱发或加重哮喘	□是	□否

六、肺栓塞风险防范及处置清单

风险点:血栓脱落导致患者肺栓塞、窒息、心搏骤停		
风险人群:长期制动、卧床、创伤(多发伤、骨折)、心衰、急性心肌梗死、脑卒中、肿瘤、高龄、凝血功能障碍、下肢深静脉血栓、手术、中心静脉置管、妊娠期和产褥期、口服避孕药等患者		
预防要点	完成情况	
1. 改变生活方式:减肥,戒烟,低脂高纤维素饮食,多饮水,保持大便通畅	□是	□否
2. 入院行血栓风险评估,住院期间动态评估,筛选深静脉血栓形成(deep venous thrombosis, DVT)中高危患者,行健康宣教。行四肢静脉彩超,确认有无血栓形成	□是	□否
3. 对于无血栓形成患者遵医嘱予以弹力抗栓袜、关节活动度训练及运动疗法、气压治疗	□是	□否
4. 对于中高危患者行健康宣教,积极采取 DVT 预防措施,必要时遵医嘱予药物预防,行床边血静脉彩超,复查患者 D- 二聚体	□是	□否
5. 若血栓已形成,每日评估肢体周径、肿胀情况,观察患肢皮肤温度、色泽、动脉搏动等情况并记录。卧床休息,抬高患肢 20 ~ 30cm,患肢制动,床上大小便,避免按摩及热敷,避免用力排便,防止血栓脱落。遵医嘱予以抗凝治疗	□是	□否
识别要点	完成情况	
6. 突发呼吸困难、血氧饱和度下降、胸痛、濒死感、大汗淋漓、心动过速、咯血、晕厥、烦躁不安等	□是	□否
紧急处置要点	完成情况	
7. 绝对卧床休息,取半卧位	□是	□否
8. 吸氧:立即通知医生,给予面罩吸氧,必要时行机械通气	□是	□否
9. 给予心电监护,行血流动力学监测	□是	□否
10. 用药:建立 2 ~ 3 条静脉通路,及时正确给予溶栓和抗凝治疗,适当使用镇静药、止痛药、镇咳药等药物	□是	□否
11. 观察:用药后每 5 ~ 10min 观察心率、呼吸、血压、意识,呼吸困难缓解后改为每 30min 观察 1 次,做好记录,监测尿量	□是	□否
12. 病情持续不缓解并加重,转 ICU 继续治疗	□是	□否

七、肺癌并发症风险防范及处置清单

风险点：肺癌致呼吸困难、咯血、窒息		
风险人群：肺癌患者或咯血患者		
预防要点	完成情况	
1. 每日观察咳嗽、咳痰、气喘程度，是否伴有发绀	□是	□否
2. 使用心电监护仪，定时监测心率、心律、呼吸、血氧饱和度，必要时给予呼吸机辅助通气	□是	□否
3. 咯血患者床旁备吸痰器	□是	□否
4. 根据病情遵医嘱给予支气管扩张剂、祛痰药等，观察药物疗效	□是	□否
识别要点	完成情况	
5. 突发呼吸困难、咯鲜红色血液、发绀、大汗淋漓	□是	□否
紧急处置要点	完成情况	
6. 取半卧位，头偏向一侧，指导患者保持情绪稳定，有血及时咯出，勿屏气，立即报告医生	□是	□否
7. 吸氧：给予高流量吸氧 6 ~ 8L/min，严重者给予面罩吸氧，意识不清者立即经口鼻吸痰、血液，保持呼吸道通畅，必要时协助医生气管插管	□是	□否
8. 用药：开通 2 ~ 3 条静脉通路，遵医嘱用药、备血、输血	□是	□否
9. 观察：用药后每 5 ~ 10min 观察心率、呼吸、血压、意识、咯血情况	□是	□否
10. 病情持续不缓解并加重，立即转 RICU 进一步治疗	□是	□否

八、胸腔积液风险防范及处置清单

风险点：管路滑脱、低氧血症、发热、肺水肿、循环衰竭、胸膜反应		
风险人群：行胸腔穿刺＋胸腔闭式引流术患者		
预防要点	完成情况	
1. 胸腔穿刺宜在患者进餐后 1 ~ 2h 进行，操作前常规备心电监护仪、氧气，建立静脉通路	□是	□否
2. 每次抽液、抽气不宜过快、过多（减压抽液首次不超过 700mL，一次抽气量不超过 1000mL）	□是	□否
3. 监测血氧饱和度及体温变化	□是	□否
4. 给予胸腔闭式引流管二次固定，穿刺处敷料保持清洁干燥	□是	□否
5. 积极治疗原发病	□是	□否
识别要点	完成情况	
6. 呼吸困难、胸闷、体温过高、剧烈咳嗽、咳大量泡沫样痰、头晕、心悸、冷汗、面色苍白、脉细	□是	□否
紧急处置要点	完成情况	
7. 胸膜反应：立即停止操作，患者取平卧位，注意保暖，给予心电监护、氧气吸入。症状轻微者，经休息或心理疏导后能自行缓解。对于出汗明显、血压偏低、症状严重者，及时吸氧，遵医嘱用药（肾上腺素），防止休克	□是	□否

8. 肺水肿或循环衰竭：立即停止引流并给氧，遵医嘱给予糖皮质激素及利尿剂，控制液体入量，必要时准备气管插管、机械通气	□是　　□否
9. 管路滑脱：立即用凡士林纱布及无菌纱布按压伤口，通知医生，配合重新置管，同时观察患者生命体征及病情，做好记录，行防脱管宣教	□是　　□否

九、气胸风险防范及处置清单

风险点：纵隔移位、休克、窒息	
风险人群：气胸患者、瘦高体型的青壮年男性、外伤患者等	
预防要点	完成情况
1. 避免剧烈运动、提重物、举重、用力解大便和钝器伤，积极预防各种诱因发生	□是　　□否
2. 鼓励患者勤翻身、深呼吸、咳嗽，行扩胸运动及吹气球训练，加速胸腔内气体排出，促进肺复张	□是　　□否
3. 指导患者增加高蛋白、高维生素食物的摄入，多进食新鲜蔬菜水果，保持排便通畅	□是　　□否
4. 预防呼吸道感染，避免再次诱发气胸	□是　　□否
识别要点	完成情况
5. 突发胸痛、呼吸困难进行性加重、胸闷、气短、发绀、刺激性咳嗽，严重者可出现休克	□是　　□否
紧急处置要点	完成情况
6. 取半卧位，指导患者保持情绪稳定，立即报告医生	□是　　□否
7. 吸氧：根据缺氧程度选择适当的给氧方式和氧流量，监测动脉血气分析结果	□是　　□否
8. 用药：对于剧烈疼痛者，遵医嘱给予镇静药、镇痛药	□是　　□否
9. 排气治疗：配合医生行胸腔穿刺＋胸腔闭式引流术，按常规进行护理	□是　　□否
10. 引流管护理 （1）妥善固定，观察引流瓶内有无气体逸出及水柱波动情况 （2）保证有效引流（引流瓶液平面低于引流管胸腔出口平面60cm；避免管道打折、弯曲，保持引流管通畅；穿刺处敷料无污染）	□是　　□否
11. 观察呼吸频率、呼吸困难和缺氧情况	□是　　□否

十、急性呼吸窘迫综合征（ARDS）并发症风险防范及处置清单

风险点：急性缺氧性呼吸衰竭导致多器官衰竭、死亡	
风险人群：重症肺炎患者、误吸患者、急性肺损伤患者、肺功能障碍患者	
预防要点	完成情况
1. 指导患者卧床休息，避免呼吸道感染	□是　　□否
2. 积极治疗肺部原发病，控制感染，改善基础疾病	□是　　□否
3. 给予合适氧疗，纠正缺氧状态	□是　　□否
识别要点	完成情况

	完成情况
4.进行性呼吸窘迫(呼吸深快、费力、憋气)、呼吸困难加重、强迫体位、气促、发绀、大汗、烦躁、心率快、床边血氧饱和度≤90%等	□是 □否
5.床边动脉血气分析结果:pH值<7.35,$PaCO_2$正常或>45mmHg,PaO_2<60mmHg,氧合指数(PaO_2/FiO_2)≤300mmHg	□是 □否
紧急处置要点	完成情况
6.体位:清醒患者取端坐位;机械通气患者根据肺实变部位进行体位引流;中重度ARDS患者给予俯卧位通气	□是 □否
7.吸氧:给予高流量吸氧6~8L/min,根据动脉血气分析结果选择给予面罩吸氧或无创呼吸机辅助通气	□是 □否
8.吸痰:根据患者痰液量按需吸痰,保持气道通畅	□是 □否
9.用药:开通2~3条静脉通路,遵医嘱用药。对循环稳定的ARDS患者使用利尿剂	□是 □否
10.观察:持续监测患者意识、心率、呼吸、血压;观察患者肺功能指标,推荐小潮气量通气(4~8mL/kg),平台压<30cmH_2O;查看动脉血气分析结果	□是 □否
11.患者缺氧症状无法改善、呼吸困难进行性加重时,协助医生行床旁气管插管,连接有创呼吸机,辅助通气	□是 □否

十一、急性呼吸衰竭并发症风险防范及处置清单

	完成情况
风险点:呼吸困难、呼吸衰竭、心搏骤停	
风险人群:肺部慢性疾病患者、呼吸道梗阻患者、肺部感染患者、哮喘患者	
预防要点	完成情况
1.积极治疗原发病,改善呼吸功能	□是 □否
2.戒烟,避免吸二手烟,规律作息,避免熬夜,均衡饮食,加强营养,增加蛋白质的摄入	□是 □否
3.指导患者有效呼吸和行胸部物理治疗技术,如缩唇呼吸、腹式呼吸、体位引流、叩背等	□是 □否
识别要点	完成情况
4.呼吸困难,伴呼吸频率、深度与节律的改变,发绀,烦躁,谵妄等	□是 □否
紧急处置要点	完成情况
5.抬高床头,取半坐卧位	□是 □否
6.保持呼吸道通畅:清除呼吸道分泌物及异物,防止窒息	□是 □否
7.吸氧:Ⅰ型呼吸衰竭给予较高浓度(≥35%)吸氧;Ⅱ型呼吸衰竭给予低浓度(<35%)吸氧	□是 □否
8.用药:遵医嘱给予呼吸兴奋药物,必要时行抗感染治疗	□是 □否
9.监测:血氧饱和度、血压、呼吸、动脉血气分析结果,若血氧饱和度下降、呛咳、烦躁,遵医嘱使用无创呼吸机或有创呼吸机	□是 □否
10.记录液体出入量	□是 □否

十二、急性心力衰竭并发症风险防范及处置清单

风险点：循环衰竭、心源性休克、心律失常、猝死		
风险人群：心血管疾病患者、急性循环负荷过重患者、肾功能衰竭重度水肿患者		
预防要点	完成情况	
1. 避免感冒，避免体力劳动、情绪激动	□是	□否
2. 控制每日进水量，量出为入，低盐饮食（盐摄入量不超过 3g/d），遵医嘱控制输液速度（30 ～ 40 滴 /min）	□是	□否
3. 积极处理感染、水肿等诱因	□是	□否
4. 对于无尿及腹膜透析超滤衰竭的患者，应每日观察体重及水肿情况	□是	□否
识别要点	完成情况	
5. 突发呼吸困难、强迫体位、胸闷、面色苍白、发绀、大汗、烦躁、频繁咳嗽、咳粉红色泡沫痰、水肿、少尿等	□是	□否
紧急处置要点	完成情况	
6. 取端坐位，双腿下垂，指导患者保持情绪稳定，立即报告医生	□是	□否
7. 吸氧：给予高流量吸氧 6 ～ 8L/min，严重者给予面罩吸氧或者无创呼吸机吸氧	□是	□否
8. 用药：开通 2 ～ 3 条静脉通路，遵医嘱给予强心药、利尿药、平喘药、镇静药等对症处理	□是	□否
9. 观察：用药后每 5 ～ 10min 观察意识、心率、呼吸、血氧饱和度、血压，呼吸困难缓解后改为每 30min 观察 1 次，做好记录，监测尿量及 24h 液体出入量	□是	□否
10. 病情持续不缓解并加重或出现心源性休克时，立即转 CCU 治疗	□是	□否

十三、恶性心律失常致心搏骤停风险防范及处置清单

风险点：恶性心律失常抢救不及时致患者死亡		
风险人群：心律失常患者		
预防要点	完成情况	
1. 心电监护报警时及时查看，确保监护图形清晰	□是	□否
识别要点	完成情况	
2. 心率＜ 50 次 /min 或＞ 120 次 /min 或长间歇＞ 3s、频发室性期前收缩、短阵室性心动过速、Ⅲ度房室传导阻滞、心室扑动、心室颤动等	□是	□否
紧急处置要点	完成情况	
3. 发现恶性心律失常时即刻报告医生，并携带除颤仪及急救车至床头配合抢救	□是	□否
4. 发现有血流动力学改变的恶性心律失常，应配合医生立即行心肺复苏或电除颤	□是	□否
5. 打印上述异常情况发作时的监护图纸并保存于病历中	□是	□否
6. 心理护理，观察患者病情并做好交接班	□是	□否

十四、缓慢性心律失常风险防范及处置清单

风险点：缓慢性心律失常致患者晕厥、阿–斯综合征、脑梗死、猝死等	
风险人群：缓慢性心律失常患者	
预防要点	完成情况
1. 心电监护报警时及时查看，确保监护图形清晰	□是 □否
2. 发现心率＜50次/min或长间歇＞3s、频发室性期前收缩、Ⅲ度房室传导阻滞等情况时即刻报告医生	□是 □否
识别要点	完成情况
3. 窦性停搏的识别：心电图表现为规则的PP间期中突然出现P波脱落，形成长PP间期，且长PP间期与正常PP间期不成倍数关系。窦性停搏后常出现逸搏心律	□是 □否
4. Ⅲ度房室传导阻滞的识别：患者可出现疲乏、晕厥、心绞痛、心衰等。心室率低于40次/min，可出现短暂性意识丧失，甚至抽搐，即阿–斯综合征，严重可猝死。心电图特征表现为P波与QRS波群之间毫无关系（PR间期不固定），心房率快于心室率。交界性逸搏心律可表现为QRS波群形态正常，频率一般在40～60次/min。室性逸搏心律可表现为QRS波群宽大畸形，频率一般为20～40次/min	□是 □否
紧急处置要点	完成情况
5. 确认患者心电图显示Ⅲ度房室传导阻滞、窦性停搏	□是 □否
6. 嘱患者绝对卧床休息，行心电监护	□是 □否
7. 建立静脉通路，准备好微量泵	□是 □否
8. 如需行临时或永久起搏器治疗，术前备皮、行术前宣教、建立静脉通路等	□是 □否

十五、快速性心律失常风险防范及处置清单

风险点：室性心动过速、心室颤动、心室扑动	
风险人群：快速性心律失常患者	
预防要点	完成情况
1. 心电监护报警时及时查看，确保监护图形清晰	□是 □否
2. 发现心率＞120次/min、频发室性期前收缩、短阵室性心动过速、心室扑动、心室颤动等情况时即刻报告医生	□是 □否
识别要点	完成情况
3. 室性心动过速的识别 （1）频率多在140～200次/min，节律可稍不齐 （2）宽大畸形的QRS波群，时限常＞0.1s （3）多无P波，如能发现P波，则P波频率慢于QRS波群频率，PR无固定关系（房室分离） （4）偶有P波下传，夺获心室，形成正常化的QRS波群；或部分夺获心室，形成室性融合波，室性融合波的形态介于窦性搏动与异位室性搏动之间	□是 □否

续表

4. 心室颤动 / 心室扑动 / 无脉性室性心动过速的识别 （1）心室颤动的识别：心电图上 QRS-T 波完全消失，出现大小不等、极不匀齐的低小波，频率为 200～500 次 /min （2）心室扑动的识别：心室扑动持续时间短暂，多转为心室颤动。无正常 QRS-T 波，代之以连续快速而相对规则的大振幅波动，频率达 200～250 次 /min （3）无脉性室性心动过速的识别：发作时心室率非常快，患者意识丧失，大动脉波动消失	□是　　□否
紧急处置要点	完成情况
5. 室性心动过速的处理要点 （1）嘱患者立即卧床休息，行心电监护 （2）建立至少 2 条静脉通路，准备微量泵、急救车等 （3）若药物复律无效，立即准备除颤仪，准备进行电复律 （4）电复律前连接除颤仪电极片，选择Ⅱ导联。遵医嘱给药，待患者入睡，选择同步按钮，选择电量 150～200J，进行电复律	□是　　□否
6. 心室颤动 / 心室扑动 / 无脉性室性心动过速的处理要点 （1）确认患者心电图显示心室颤动 / 心室扑动 / 无脉性室性心动过速波形 （2）确认患者意识丧失，抽搐，大动脉搏动消失，血压测不出，呼吸呈叹息样或停止 （3）立即报告医生。取去枕平卧位，暴露患者胸部，立即胸外按压，选择非同步单向波 360J 或双向波 200J，除颤。若未转复需胸外按压后再次除颤 （4）建立静脉通路，准备急救车、微量泵等。无静脉通路者，可先皮下注射肾上腺素 （5）迅速开放气道，给予简易呼吸球囊辅助通气，保证血氧饱和度＞90% （6）准备吸引器、插管用物、呼吸机。协助医生行气管插管、机械通气等高级生命支持。头部给予冰帽	□是　　□否
7. 持续监测心率、心律、血压、呼吸、血氧饱和度等生命体征及病情变化，并做好记录	□是　　□否

十六、突发心肌梗死风险防范及处置清单

风险点：心肌梗死，心搏骤停	
风险人群：心肌梗死患者、多发伤患者	
预防要点	完成情况
1. 戒烟戒酒，避免过度劳累与情绪激动	□是　　□否
2. 摄入低热量、低盐、低胆固醇、清淡易消化食物，少量多餐	□是　　□否
3. 嘱患者排便时张口哈气，减轻腹压，切忌用力，必要时使用开塞露软化大便	□是　　□否
识别要点	完成情况
4. 持续心前区剧烈疼痛，服用硝酸甘油不能缓解，患者烦躁不安、出汗、恐惧、胸闷或濒死感；疼痛中期可出现血压下降、严重的烦躁不安、面色苍白、皮肤湿冷等休克症状，甚至急性心力衰竭	□是　　□否
5. 疼痛剧烈时常伴有频繁的恶心、呕吐、上腹胀痛、肠胀气、呃逆等	□是　　□否
紧急处置要点	完成情况
6. 监测生命体征变化，询问病史，出现胸痛、呼吸困难、腹痛时立即通知医生	□是　　□否

续表

7. 绝对卧床休息，避免患者情绪激动	□是	□否
8. 遵医嘱予以氧气吸入、心电监护，急查心电图	□是	□否
9. 建立静脉通路，遵医嘱舌下含服或静脉滴注硝酸甘油，遵医嘱查血	□是	□否
10. 剧烈胸痛者，遵医嘱给予吗啡 3mg 静脉注射，必要时每 5min 重复 1 次，总量不宜超过 15mg	□是	□否
11. 请心内科及 ICU 急会诊。必要时准备除颤仪，配合医生积极抢救	□是	□否

十七、急性心肌梗死风险防范及处置清单

风险点：心律失常、心肌梗死、心力衰竭		
风险人群：肥胖患者、高血压患者、有心脏病家族史患者		
预防要点	完成情况	
1. 摄入低脂、低胆固醇食物	□是	□否
2. 指导患者进行走、慢跑、打简化太极拳、游泳等运动的康复训练，每周 3～5d，初始每次 6～10min，随着运动的适应和心功能的改善，可逐渐延长至每次 30～60min	□是	□否
识别要点	完成情况	
3. 胸骨后或心前区压榨性疼痛，伴大汗、烦躁不安、恐惧及濒死感	□是	□否
4. 心律失常、急性左心衰、心室颤动	□是	□否
5. 低血压和休克	□是	□否
紧急处置要点	完成情况	
6. 制动，10min 内完成床边心电图	□是	□否
7. 遵医嘱采集静脉血标本，建立静脉通路，20min 内完成心肌标志物检测	□是	□否
8. 行心电监护、氧气吸入，准备除颤仪及急救药品	□是	□否
9. 如突发心搏骤停，立即行心肺复苏、电除颤急救	□是	□否
10. 必要时护送患者至导管室或 CCU	□是	□否

十八、主动脉夹层并发症风险防范及处置清单

风险点：主动脉夹层破裂出血致休克，甚至死亡		
风险人群：主动脉夹层 B 型患者		
预防要点	完成情况	
1. 戒烟戒酒，绝对卧床休息，24h 留人陪护，避免情绪激动及用力排便等	□是	□否
2. 积极处理高血压、高血脂等诱因，监测血压、心率、心律、血氧饱和度，收缩压目标值在 100～120mmHg，心率目标值在 60～80 次 /min	□是	□否
3. 观察疼痛部位、性质、时间、程度，遵医嘱处理并做好护理记录	□是	□否
4. 按等级护理要求巡视病房，持续鼻导管吸氧 3～5L/min，观察生命体征，倾听患者诉求	□是	□否
识别要点	完成情况	
5. 突发难以忍受的剧烈胸痛，疼痛性质为刀割样、针刺样或撕裂样，部分伴面色苍白、大汗淋漓，烦躁不安伴濒死感，血压下降，突然昏迷或出现心包压塞症状	□是	□否

紧急处理要点	完成情况	
6.备急救车，立即通知医生，协助抢救	□是	□否
7.用药：建立2条以上静脉通路，遵医嘱给予降压、降心率及镇静镇痛等治疗	□是	□否
8.持续心电监护及氧气吸入，动态监测血压、心率、心律、呼吸、血氧饱和度	□是	□否
9.做好气管插管及手术准备	□是	□否

十九、消化系统疾病并发腹痛风险防范及处置清单

风险点：各脏器感染、破裂、穿孔等引起腹痛，甚至死亡		
风险人群：消化性溃疡患者、胆囊结石患者、酗酒患者、暴饮暴食患者		
预防要点	完成情况	
1.健康的生活方式：清淡饮食，避免熬夜、酗酒、暴饮暴食	□是	□否
2.避免剧烈、超负荷的运动	□是	□否
3.积极治疗及预防原发病	□是	□否
识别要点	完成情况	
4.腹痛及伴随各种消化系统症状如厌食、恶心、呕吐、排便习惯改变等	□是	□否
紧急处置要点	完成情况	
5.取舒适卧位，暂禁食水，必要时行胃肠减压	□是	□否
6.明确病因，遵医嘱使用止疼解痉药物或行补液治疗，观察用药效果	□是	□否
7.监测生命体征，观察腹痛部位、性质、腹部体征的变化以及呕吐、大小便等情况，并做好记录	□是	□否
8.必要时请外科会诊，积极配合术前准备工作	□是	□否
9.心理护理及健康宣教	□是	□否

二十、吞咽功能障碍风险防范及处置清单

风险点：误吸		
风险人群：存在吞咽障碍且准备经口进食的患者		
预防要点	完成情况	
1.医生行吞咽功能评估，可从口腔进食	□是	□否
2.选择食物形态：稀流质→浓流质→糊状→软质，食物应无颗粒，适度黏性	□是	□否
3.取坐位或躯干屈曲30°仰卧位进食	□是	□否
4.一口量约20mL，避免2次食物重叠入口现象，进食时间小于30min	□是	□否
5.进食结束，清除口咽部食物残渣	□是	□否
识别要点	完成情况	
6.呛咳、呼吸困难、发绀、窒息	□是	□否
紧急处置要点	完成情况	
7.立即叩拍背部，扣出口腔内食物，报告医生	□是	□否
8.症状未缓解，立即行负压吸引	□是	□否
9.吸氧及心电监护	□是	□否

10. 观察：每 5 ～ 15min 观察血氧饱和度、呼吸、意识、血压 1 次，症状缓解后改为每 30min 观察 1 次，做好记录	□是　　□否
11. 必要时配合医生行气管插管或气管切开术	□是　　□否

二十一、误吸风险防范及处置清单

风险点：误吸致吸入性肺炎、窒息、死亡	
风险人群：意识障碍患者、吞咽功能障碍患者、鼻饲管喂养患者、躁动患者	
预防要点	完成情况
1. 进食时床头抬高 30° ～ 40°，进食后维持半卧位 30 ～ 60min	□是　　□否
2. 意识不清、昏迷患者平卧时头偏向一侧	□是　　□否
3. 鼻饲管喂养患者每 4h 抽胃残余 1 次，残余量≥ 200mL 者暂停鼻饲	□是　　□否
4. 患者躁动时禁止喂食、喂水	□是　　□否
5. 吞咽功能障碍患者积极进行吞咽功能康复训练	□是　　□否
识别要点	完成情况
6. 呕吐、呛咳、呼吸困难、血氧饱和度下降、气道中吸出胃内容物或痰培养中有胃内容物	□是　　□否
紧急处置要点	完成情况
7. 对于意识清醒患者，使用海姆立克手法让患者咳出异物	□是　　□否
8. 对于意识不清患者，应立即取侧卧位，头偏向一侧，迅速使用负压吸引器快速吸出口鼻及呼吸道内异物	□是　　□否
9. 观察：每 5 ～ 10min 监测生命体征	□是　　□否

二十二、脑卒中患者并发气道堵塞风险防范及处置清单

风险点：气道堵塞，引起缺氧、死亡	
风险人群：脑卒中吞咽功能受损患者、意识障碍患者	
预防要点	完成情况
1. 评估患者意识状态、咳嗽反射功能	□是　　□否
2. 使用洼田饮水试验对患者吞咽功能进行评估，选择经口或鼻饲饮食	□是　　□否
识别要点	完成情况
3. 呼吸频率快、大汗、血氧饱和度低、有痰鸣音	□是　　□否
4. 意识障碍、无自主排痰能力	□是　　□否
5. 发生误吸患者，有明显呕吐污迹	□是　　□否
紧急处置要点	完成情况
6. 痰液稀释及引流：静脉或雾化给药以稀释痰液，定时翻身、拍背、变换体位和吸痰，保持呼吸道通畅	□是　　□否
7. 氧疗与呼吸支持：吸氧，根据患者呼吸功能建立人工气道	□是　　□否
8. 持续监测生命体征，观察使用呼吸机患者的呼吸功能，必要时进行床边纤维支气管镜检查	□是　　□否

9. 胃肠营养患者取半卧位，床头抬高≥30°，使用营养泵进行输注，每4h评估胃残余量；胃潴留患者给予空肠营养	□是	□否
10. 对于意识障碍患者，做好气道清理工作，按需吸痰	□是	□否
11. 做好口腔护理、气道管理等脑卒中相关性肺炎的预防	□是	□否

二十三、脑梗死并发症风险防范及处置清单

风险点：脑梗死可导致患者意识、语言障碍及偏瘫，因长时间脑组织缺血缺氧致死亡		
风险人群：＞60岁患者、高血压患者、冠心病患者、糖尿病患者、高脂血症患者、情绪及起居不规律人群		
预防要点	完成情况	
1. 控制血压、血糖，少盐少油少糖饮食，戒烟限酒	□是	□否
2. 合理运动，控制体重	□是	□否
3. 在医生指导下规范服药，定期随诊	□是	□否
识别要点	完成情况	
4. 头痛、头晕、偏瘫、失语、感觉障碍、共济失调、呕吐、昏迷等	□是	□否
紧急处置要点	完成情况	
5. 急性期绝对卧床休息，意识障碍伴呕吐时头偏向一侧，及时清理口鼻分泌物	□是	□否
6. 吸氧，遵医嘱行溶栓、抗凝治疗，控制血压	□是	□否
7. 观察病情变化，出现剧烈头痛、呕吐、瞳孔改变、意识障碍加重时应考虑脑疝，立即通知医生，协助对症处理	□是	□否
8. 心理及康复护理	□是	□否

二十四、肝性脑病并发症风险防范及处置清单

风险点：肝性脑病致患者意识障碍、昏迷		
风险人群：肝衰竭患者、肝硬化患者		
预防要点	完成情况	
1. 上消化道出血者避免进食坚硬食物，保持大便通畅，必要时使用开塞露	□是	□否
2. 禁用肥皂水灌肠	□是	□否
3. 避免使用镇静药、催眠药	□是	□否
4. 执行无菌操作，遵医嘱合理运用抗生素，防止交叉感染	□是	□否
5. 监测生命体征和意识状态，及时发现病情变化	□是	□否
识别要点	完成情况	
6. 睡眠习惯变化、性格行为变化、表情淡漠、扑翼样震颤、出现欣快感等	□是	□否
紧急处置要点	完成情况	
7. 监测生命体征，发现异常时及时告知医生	□是	□否
8. 行室间消毒，减少人员流动	□是	□否
9. 安全管理：防自伤或伤人，使用护栏，必要时给予保护性约束	□是	□否
10. 出现呕血、便血时应及时清除肠内积血，保持肠道清洁，防止血氨升高	□是	□否
11. 维持正氮平衡，摄入植物蛋白30～40g/d	□是	□否

二十五、重症肝炎并发症风险防范及处置清单

风险点：重症肝炎致出血、肝性脑病、肝肾综合征，甚至死亡	
风险人群：感染肝炎病毒的患者、药物及肝毒性物质（酒精、化学制剂等）导致肝损伤的患者	
预防要点	完成情况
1.卧床休息，减少体力消耗，避免劳累	□是　　□否
2.禁烟禁酒，高碳水化合物、低脂、适量蛋白饮食（并发肝性脑病者要减少蛋白摄入）	□是　　□否
3.去除诱因，预防及控制感染	□是　　□否
4.保持皮肤清洁干燥，穿棉质衣物，忌用碱性肥皂及化妆品，遵医嘱酌情使用炉甘石等止痒，勿抓挠皮肤，防止破溃引起感染	□是　　□否
识别要点	完成情况
5.极度乏力，伴有明显厌食、腹胀、恶心、呕吐等严重消化道症状	□是　　□否
6.短期内黄疸进行性加深，有出血倾向（皮肤出血点，注射部位有瘀斑）	□是　　□否
紧急处置要点	完成情况
7.急救处理：吸氧，遵医嘱用药	□是　　□否
8.病情观察：评估意识状态，早期识别肝性脑病；观察体重、尿量变化、乏力、腹胀等症状有无加重，有无低钠血症、腹腔积液、肾损伤、黑便、全身出血点和瘀斑有无增多	□是　　□否
9.人工肝治疗：操作中预防出血、凝血、低血压的发生；操作后做好股静脉透析管维护，防止脱管与血栓形成	□是　　□否
10.病情持续不缓解并加重或出现肝肺综合征时，需立即插管并转 ICU 治疗	□是　　□否

二十六、感染性发热风险防范及处置清单

风险点：感染性发热导致患者代谢障碍、系统功能紊乱等问题，持续高热导致患者大脑出现不可逆的损害，甚至危及生命	
风险人群：免疫功能低下者、炎性感染患者	
预防要点	完成情况
1.均衡营养，维生素丰富、清淡易消化饮食，适当锻炼，增强机体免疫力	□是　　□否
2.退热治疗期间注意保暖，避免受凉	□是　　□否
3.保持口腔、皮肤清洁干燥	□是　　□否
识别要点	完成情况
4.畏寒、寒战、全身酸痛或不适、疲乏无力、精神萎靡、食欲下降、恶心、体温升高等	□是　　□否
紧急处置要点	完成情况
5.对症处理：冰敷、温水擦浴等物理降温方法	□是　　□否
6.用药治疗：遵医嘱行药物降温、补液及抗感染治疗	□是　　□否
7.卧床休息为主，多饮水，均衡营养，优质蛋白、维生素丰富、清淡易消化饮食	□是　　□否
8.观察：监测生命体征	□是　　□否
9.预防并发症：行口腔护理，保持皮肤清洁，烦躁或惊厥时有效约束，防止坠床	□是　　□否

二十七、透析患者并发代谢性脑病风险防范及处置清单

风险点：意识模糊、自残、自杀		
风险人群：未规律透析、未遵医嘱服用抗生素的代谢性脑病患者		
预防要点	完成情况	
1. 避免感染，遵医嘱服用抗生素	□是	□否
2. 遵医嘱规律透析，不能自行更改透析方案	□是	□否
3. 观察透析不充分及长期服用抗生素患者的意识情况	□是	□否
4. 识别高风险人群，做好心理护理及交接班	□是	□否
识别要点	完成情况	
5. 意识障碍，严重者可能出现昏迷	□是	□否
紧急处置要点	完成情况	
6. 如发现患者出现代谢性脑病的症状，应立即报告医生	□是	□否
7. 观察：每小时观察患者心率、呼吸、血压、意识等情况并做好记录，监测尿量及24h液体出入量，观察患者的心理动态，预防患者出现自残、自杀等情况	□是	□否
8. 遵医嘱行腹膜透析或血液透析治疗	□是	□否
9. 如患者烦躁不安，不能配合，与家属沟通同意后可行保护性约束	□是	□否

二十八、粒细胞缺乏症患者并发感染风险防范及处置清单

风险点：发热、全身感染、感染性休克		
风险人群：中性粒细胞 $\leq 0.5 \times 10^9/L$ 患者		
预防要点	完成情况	
1. 监测患者生命体征，观察患者有无寒战、高热、肢端湿冷、血压下降等情况，观察患者口腔、肛周、皮肤软组织的感染情况	□是	□否
2. 每日病房开窗通风 2 次，使用医用空气净化消毒器净化病房空气 30～60min	□是	□否
3. 指导患者正确佩戴口罩，勤做手卫生，防寒保暖，禁止聚集扎堆，减少外出，严格限制探视	□是	□否
识别要点	完成情况	
4. 寒战、高热、咳嗽、咳痰、肢端湿冷、血压下降、呼吸困难、恶心、呕吐、腹泻、尿频、尿痛、少尿等	□是	□否
紧急处置要点	完成情况	
5. 入住层流床，行保护性隔离	□是	□否
6. 遵医嘱给予退热药，30min 后观察患者体温、脉搏、呼吸、血压变化	□是	□否
7. 感染性休克的处理：建立静脉通路，补充液体，给予心电监护，监测生命体征	□是	□否
8. 观察面色、意识、瞳孔大小及肢体活动情况，保持呼吸道通畅，并给予氧气吸入	□是	□否
9. 观察尿量、尿色，记录 24h 液体出入量以及做好口腔、会阴部、肛周、皮肤的护理	□是	□否
10. 饮食新鲜、清淡、无刺激，微波炉高温 3～5min 后食用，禁生冷饮食	□是	□否
11. 指导患者使用漱口水漱口，必要时口腔护理。便后及睡前使用氯己定溶液坐浴	□是	□否

二十九、血小板减少症患者并发出血风险防范及处置清单

风险点：出血		
风险人群：血小板 $< 30 \times 10^9$/L 患者		
预防要点	完成情况	
1. 预防损伤：使用软毛牙刷刷牙，勿搔抓皮肤及挖鼻孔，避免接触锐器，避免剧烈、对抗性的运动	□是	□否
2. 指导患者绝对卧床休息，家属 24h 陪护，避免用力排便、跌倒和情绪波动	□是	□否
3. 勿食用过硬、过热、油炸、刺激性食物	□是	□否
4. 操作时动作轻柔，拔针后延长按压时间	□是	□否
5. 去公共场合戴口罩，衣着舒适，尽量避免感冒，以防病情加重或复发	□是	□否
6. 观察有无发热、心率加快、血压异常、呼吸加快等情况，有无皮肤、口腔、眼底出血及血尿、血便等	□是	□否
识别要点	完成情况	
7. 头痛、头晕、呕吐、乏力、呕血、黑便、运动和语言障碍、意识障碍、眼部"熊猫征"等	□是	□否
8. 自发性皮肤、黏膜出血，为针尖样出血点、瘀斑或紫癜，分布不均匀，以四肢为多	□是	□否
紧急处置要点	完成情况	
9. 遵医嘱输注血小板，使用升血小板药物、止血药物及糖皮质激素治疗	□是	□否
10. 监测生命体征、血小板，观察面色、意识等，出现烦躁、呕吐、惊厥、昏迷等情况时需警惕颅内出血	□是	□否
11. 观察皮肤瘀点、瘀斑变化，有无牙龈出血、鼻衄、腹痛、便血、腰痛、血尿等症状	□是	□否
12. 遵医嘱口服药物，不能擅自停药或改药	□是	□否

三十、凝血功能障碍患者并发出血风险防范及处置清单

风险点：活动性出血		
风险人群：凝血功能障碍患者、使用低分子肝素等抗凝药物患者		
预防要点	完成情况	
1. 对患者及其家属进行病情宣教	□是	□否
2. 使用低分子肝素前查看血红蛋白、血小板及凝血功能结果，有疑问时及时询问医生	□是	□否
3. 拔针后按压 5 ~ 10min，根据患者凝血功能情况酌情延长按压时间	□是	□否
识别要点	完成情况	
4. 牙龈出血、皮肤黏膜发绀、黑便、血尿、呕吐物呈咖啡色、突发头部剧烈疼痛等	□是	□否
紧急处置要点	完成情况	
5. 卧床休息，立即报告医生	□是	□否
6. 遵医嘱急查血，必要时查大便潜血、胃内容物潜血及头部 CT 等	□是	□否
7. 用药：开通 1 ~ 2 条静脉通路，遵医嘱用药	□是	□否
8. 观察：意识、瞳孔、血压、头痛情况，做好记录	□是	□否
9. 病情持续未缓解、加重并出现意识状态改变时，立即转 ICU 治疗	□是	□否

三十一、重度贫血风险防范及处置清单

风险点：重度贫血致患者心、脑、肾等重要脏器严重缺血缺氧，出现头晕、呼吸困难、心力衰竭		
风险人群：各种原因导致长期慢性出血的患者		
预防要点	完成情况	
1.卧床休息，避免劳累	□是	□否
2.起床、下蹲等改变体位时，动作缓慢，遵循"3个30 s"原则	□是	□否
3.积极治疗原发病	□是	□否
4.进食含铁量高的食物	□是	□否
识别要点	完成情况	
5.面色苍白、头晕、乏力、呼吸困难、心慌，严重者强迫体位、端坐呼吸等	□是	□否
紧急处置要点	完成情况	
6.卧床休息，指导患者保持情绪稳定	□是	□否
7.遵医嘱吸氧	□是	□否
8.用药：开通静脉通路，遵医嘱输血、补充铁剂、补液，并观察不良反应	□是	□否
9.观察面色、心率、心律、呼吸困难症状，监测尿量	□是	□否

三十二、放化疗并发口腔黏膜炎风险防范及处置清单

风险点：疼痛、口干、出血、口咽部不适、严重的口腔黏膜炎可影响患者说话和进食		
风险人群：行头颈部放疗患者，应用5-氟尿嘧啶、甲氨蝶呤等抗代谢类细胞毒性药物化疗患者		
预防要点	完成情况	
1.连续评估，及早发现：熟悉口腔黏膜炎的常见症状和体征，治疗期间连续评估口腔黏膜情况，使用手电筒和压舌板检查口腔内所有部位黏膜的完整性；根据口腔黏膜炎的5个等级评估口腔黏膜炎的程度	□是	□否
2.口腔护理：指导患者正确刷牙和漱口；减少对口腔黏膜的刺激，不要使用激惹黏膜的溶液清洗口腔	□是	□否
识别要点	完成情况	
3.口腔黏膜变红、肿胀、淡黄色或白色假膜、出血	□是	□否
紧急处置要点	完成情况	
4.护理措施：指导患者正确、安全用药，并注意观察药物不良反应。做好口腔黏膜炎相关症状及并发症的处理	□是	□否
5.疼痛：评估疼痛强度，指导患者餐前含漱口液，正确使用凝胶	□是	□否
6.出血：及时清洁，遵医嘱正确处理	□是	□否
7.继发感染：根据症状及体征查找病原菌，做好抗感染治疗相关护理	□是	□否

三十三、放射性皮炎风险防范及处置清单

风险点：皮肤黏膜损伤、感染，愈合缓慢	
风险人群：放疗患者	
预防要点	完成情况
1. 皮肤清洁：保持放疗区域的清洁和干燥，可用清水和（或）无刺激性肥皂清洁皮肤，水温为 37～41℃	□是　　□否
2. 日常保护：穿宽松、柔软的棉质衣物；宜用电动剃须刀剃须；放疗局部皮肤禁止使用婴儿爽身粉、玉米淀粉等；避免局部热敷（如热水袋）或冷敷，禁贴胶布；忌局部抓挠或撕剥皮肤	□是　　□否
3. 防晒保湿：避免阳光直射，夏天建议打伞、搽防晒霜、穿防紫外线衣服；使用无刺激性、亲水性润肤剂，2～3 次/d，皮肤破溃时应停止使用	□是　　□否
4. 饮食指导：戒烟酒；进食清淡易消化、高蛋白食物，多食水果蔬菜，忌辛辣食物；鼓励少量多次饮水，每天 2000mL 左右	□是　　□否
识别要点	完成情况
5. 放射性皮炎分为 4 个等级。Ⅰ级：一般在放疗第 1～2 周出现，表现为滤疱样暗色红斑、色素沉着、干性脱皮、出汗减少等。Ⅱ级：触痛、鲜红色斑、片状湿性脱皮、中度水肿。Ⅲ级：皮肤皱褶以外融合的湿性脱皮、凹陷性水肿。Ⅳ级：溃疡、出血和全皮层坏死	□是　　□否
紧急处置要点	完成情况
6. 持续评估：了解患者接受放射治疗的次数和剂量；每周观察和评估放疗局部皮肤的颜色和完整性，根据放射性皮炎的分级制订护理措施	□是　　□否
7. 正确用药：按药物说明书正确使用医用射线防护喷剂或乳膏，也可于放疗前使用润肤剂，在患者皮肤表面形成一层保护膜	□是　　□否
8. 对症处理：放射性皮炎Ⅰ级无须特殊处理，可涂抹 0.1% 糠酸莫米松或 1% 氢化可的松等软膏，1～2 次/d，放疗前 4h 内禁止涂抹。Ⅱ级可将康复新液湿敷在颈部照射野皮肤上，3～4 次/d；湿润烧伤膏，3 次/d，厚涂创面；根据渗液情况外敷磺胺嘧啶银。Ⅲ、Ⅳ级请伤口专家会诊处理，必要时中断放疗及使用抗生素	□是　　□否

三十四、骨髓抑制风险防范及处置清单

风险点：骨髓抑制导致患者感染性休克、死亡	
风险人群：化疗、放疗后患者	
预防要点	完成情况
1. 告知患者放化疗可能出现的不良反应等相关知识，嘱其注意个人卫生	□是　　□否
2. 监测血常规，如有异常，及时处理	□是　　□否
识别要点	完成情况
3. 头晕、乏力、面色苍白、发热、腹泻、出血等症状	□是　　□否
紧急处置要点	完成情况
4. 入层流床，卧床休息，室内通风，每日进行空气消毒，避免探视	□是　　□否
5. 遵医嘱用药	□是　　□否

6. 监测生命体征，避免感染	□是	□否
7. 保证患者安全，避免跌倒、坠床	□是	□否
8. 必要时转 ICU 治疗	□是	□否

三十五、肿瘤相关便秘风险防范及处置清单

风险点：感染、肠梗阻		
风险人群：肿瘤病情进展患者或进行化疗、镇痛等治疗的患者		
预防要点	完成情况	
1. 饮食指导：鼓励患者多饮水，病情允许时每日饮水量宜在 2000mL 以上；饮食结构合理，以粗纤维、优质蛋白质、多维生素、低油、低脂肪、易消化食物为宜，禁辛辣刺激性食物，忌食萝卜、土豆等易产气食物	□是	□否
2. 活动指导：避免长时间卧床，适当运动，对卧床患者可行腹部按摩，增加肠蠕动	□是	□否
3. 排便习惯：指导患者定时排便，养成良好的排便习惯	□是	□否
4. 预防用药：使用阿片类药物者，可预防性使用缓泻剂	□是	□否
识别要点	完成情况	
5. 正常的大便形态改变，排便次数减少，每 2～3 d 或更长时间排便 1 次；粪便量少且质硬，排出困难，排便不尽感；常伴食欲不振及腹胀、腹痛等症状	□是	□否
紧急处置要点	完成情况	
6. 观察与评估：观察患者排便次数及大便形状，对长期便秘患者要注意观察体温变化，及早发现感染征兆并及时治疗	□是	□否
7. 用药：遵医嘱使用缓泻剂	□是	□否
8. 用药后观察患者排便情况，包括次数、颜色、形状，做好记录。若药物处理效果不佳，伴有腹胀或肠鸣音减弱，及时报告医生	□是	□否

三十六、中重度癌痛风险防范及处置清单

风险点：食欲不振、活动无耐力、失眠、焦虑、抑郁、自杀		
风险人群：肿瘤疼痛患者		
预防要点	完成情况	
1. 环境适宜：保持环境安静、整洁、舒适，减少人员探访，避免外来刺激，确保患者有效睡眠	□是	□否
2. 心理支持：关心、体贴、鼓励患者，指导患者以听音乐、深呼吸、交谈、按摩等方式分散注意力，减轻紧张、焦虑情绪，缓解疼痛	□是	□否
3. 适当活动：指导患者进行力所能及的家务劳动及散步、打太极拳、做八段锦等强度适宜的体育活动	□是	□否
识别要点	完成情况	
4. 疼痛明显，不能忍受，伴有痛苦表情、烦躁不安，睡眠受干扰，身体活动受限，予以保护性体位。疼痛数字评分表评分大于 3 分	□是	□否

紧急处置要点	完成情况	
5. 常规评估：及时、全面、准确评估患者疼痛情况（选择 NRS、VAS 等疼痛评估工具），包括部位、性质、程度、因素等。注意：须充分相信患者关于疼痛的主诉。首次评估在 8h 内完成，中重度疼痛每班评估	□是	□否
6. 正确用药：遵医嘱按时按量、正确服用止痛药物。皮下或静脉用药后 30min、口服给药后 1h 观察疗效，并记录	□是	□否
7. 健康宣教：做好疼痛自我评估、用药指导、不良反应观察等方面的宣教，告知患者及时准确汇报疼痛的重要性	□是	□否
8. 不良反应观察与处理：及时观察并处理便秘、恶心、呕吐、呼吸抑制、尿潴留等不良反应，做好记录	□是	□否
9. 出院指导：再次评估患者疼痛控制情况及自我管理能力，做好用药、不良反应观察等方面的指导	□是	□否
10. 疼痛随访：出院后 1 周进行随访，了解患者疼痛情况和药物不良反应。其后根据患者情况酌情随访	□是	□否

三十七、失血性休克风险防范及处置清单

风险点：失血性休克		
风险人群：失血或失液过多患者（出血量超过总血量 20% ～ 40%，即 800 ～ 1600mL）		
预防要点	完成情况	
1. 准确记录液体出入量，及时补充血容量，落实止血措施	□是	□否
识别要点	完成情况	
2. 意识：代偿期患者意识清楚，伴痛苦表情、烦躁；失代偿期表情淡漠，严重时意识模糊，甚至昏迷	□是	□否
3. 生命体征：心率加快 > 100 次 /min、脉搏细速或不能触及、休克指数 > 1.0、收缩压 < 90mmHg（原有高血压者收缩压较原收缩压下降 30% 以上）、脉压 < 20mmHg、中心静脉压 < 5cmH$_2$O、呼吸浅快、体温过低	□是	□否
4. 周围循环：皮肤、黏膜、口唇、甲床颜色苍白或发绀、湿冷。胸骨部位皮肤指压痕阳性（指压后再充盈时间 > 2s），尿量 < 25mL/h 或无尿	□是	□否
紧急处置要点	完成情况	
5. 首诊护士不得离开患者，指导其他人员呼叫医生，绝对卧床，仰卧中凹位，呕血时头偏向一侧，保持气道通畅	□是	□否
6. 迅速建立 2 条以上静脉通路，加快输液速度（出血未控制时采取限制性液体复苏，收缩压控制在 80 ～ 90mmHg），遵医嘱采血、备血，使用升压药和正性肌力药	□是	□否
7. 吸氧及心电监护，准备吸痰器	□是	□否
8. 每 15 ～ 30min 监测意识、气道、生命体征、周围循环、出血情况，并报告医生	□是	□否
9. 做好手术止血准备	□是	□否

三十八、低血糖风险防范及处置清单

风险点：晕厥、跌倒、休克		
风险人群：糖尿病患者、术后患者		
预防要点	完成情况	
1. 定时定量进餐，规律运动；监测血糖，有异常时及时向管床医生汇报	□是	□否
2. 做好健康宣教，出现低血糖症状时患者能识别，并及时告知医生或护士	□是	□否
3. 为糖尿病患者准备糖果、甜饼干等，以便出现低血糖症状时应急食用	□是	□否
识别要点	完成情况	
4. 心悸、焦虑、出汗、头晕、手抖、饥饿感等，意识改变、认知障碍、抽搐和昏迷，老年患者低血糖时还可表现为行为异常或其他非典型症状	□是	□否
紧急处置要点	完成情况	
5. 通知医生，并协助处理，做好护理记录	□是	□否
6. 有低血糖症状时立即测血糖，当血糖 ≤ 2.8mmol/L（糖尿病患者血糖 ≤ 3.9mmol/L）时，意识清楚者口服 15 ～ 20g 糖类食物（葡萄糖为佳），对于意识障碍者遵医嘱给予 50% 葡萄糖 20 ～ 40mL 静脉注射	□是	□否
7. 遵医嘱进食或用药后每 15min 复查血糖 1 次	□是	□否
8. 对于低血糖昏迷者，给予心电监护、氧气吸入 3L/min；每 15 ～ 30min 观察 1 次，直至患者清醒，血糖达标	□是	□否
9. 低血糖未恢复正常的患者卧床休息，严禁外出，以免发生意外	□是	□否

三十九、高血钾风险防范及处置清单

风险点：高血钾致患者心搏骤停、死亡		
风险人群：胃肠手术后患者、肾衰竭及透析患者		
预防要点	完成情况	
1. 宣教患者避免摄入含钾高的药物及食物	□是	□否
2. 根据等级护理要求巡视病房，观察患者是否出现意识淡漠、感觉异常、乏力、四肢软瘫、腹胀、腹泻等症状，肢体是否红润、温暖	□是	□否
3. 规律透析，保证透析的充分性，积极预防感染和监测电解质	□是	□否
识别要点	完成情况	
4. 不同程度的四肢麻木、肌肉酸痛、恶心、呕吐、意识淡漠、心悸、胸闷、疲乏、呼吸困难、腹胀、腹泻，血钾 > 5.5mmol/L。心电图特征：ST 段压低、T 波高尖、QT 间期缩短	□是	□否
紧急处置要点	完成情况	
5. 立即停止输注或口服含钾药物，避免进食含钾高的食物	□是	□否
6. 遵医嘱吸氧	□是	□否
7. 建立静脉通路，遵医嘱给予降钾药物，肾功能不全者可采取透析治疗	□是	□否
8. 观察患者生命体征、血钾及心电图改变	□是	□否
9. 透析：血钾 > 6.5mmol/L 时做好急诊透析准备，无血液透析通路的协助插管	□是	□否
10. 如发生心搏骤停，立即实施心肺复苏，必要时转 ICU 治疗	□是	□否

四十、吉兰－巴雷综合征并发症风险防范及处置清单

风险点：呼吸肌麻痹		
风险人群：病毒感染或空肠弯曲菌前驱感染的患者		
预防要点	完成情况	
1. 加强营养，提高抵抗力	□是	□否
2. 注意居住环境的卫生，避免呼吸道、胃肠道的感染	□是	□否
识别要点	完成情况	
3. 运动障碍：肢体对称性迟缓性肌无力，常从下肢开始，严重者肢体瘫痪和呼吸肌麻痹	□是	□否
4. 脑神经麻痹：面瘫、饮食呛咳、声音低哑、吞咽困难	□是	□否
5. 感觉障碍：麻木感、袜套感	□是	□否
6. 自主神经障碍：视物不清、多汗、面色潮红、手足肿胀、营养障碍、腹痛、便秘、一过性尿潴留	□是	□否
紧急处置要点	完成情况	
7. 半坐卧位，保持呼吸道通畅，鼓励咳嗽，及时清除呼吸道分泌物	□是	□否
8. 对于吞咽困难者，行鼻饲饮食，防止呛咳和窒息	□是	□否
9. 遵医嘱用药（免疫球蛋白、糖皮质激素等）	□是	□否
10. 监测肌无力进展情况，观察有无累及呼吸肌而致呼吸节律、频率、深度的改变，对于呼吸困难者给予低流量氧气吸入	□是	□否
11. 若患者出现咳嗽无力、极度呼吸困难、呼吸浅慢时，应做好气管插管、机械通气准备	□是	□否
12. 尽早对瘫痪肌群进行康复训练、理疗	□是	□否

四十一、重症肌无力危象风险防范及处置清单

风险点：呼吸肌麻痹		
风险人群：重症肌无力患者		
预防要点	完成情况	
1. 指导患者卧床休息，禁止下床活动，防止出现呼吸困难等突发症状	□是	□否
2. 指导患者遵医嘱正确服用抗胆碱酯酶药物	□是	□否
3. 进餐时取坐位，给予高蛋白、高热量、高维生素及富含钾、钙的食物	□是	□否
识别要点	完成情况	
4. 突发呼吸困难、咳嗽无力、吞咽困难、声音嘶哑、进食饮水呛咳、血氧饱和度下降等	□是	□否
紧急处置要点	完成情况	
5. 床头抬高 30° ～ 45°，备负压吸引装置，及时清除口鼻腔内分泌物，立即报告医生	□是	□否

续表

6. 呼吸：血氧饱和度低于90%，立即给予面罩吸氧或简易呼吸气囊辅助呼吸，症状仍未缓解，配合医生行气管插管或气管切开术，使用呼吸机辅助呼吸		□ 是	□ 否
7. 用药：开通2～3条静脉通路，遵医嘱用药（糖皮质激素、免疫球蛋白等）		□ 是	□ 否
8. 观察：每5～10min观察心率、呼吸、血压、血氧饱和度、意识1次，呼吸困难缓解后，改为每30min观察1次，监测动脉血气分析结果，做好记录		□ 是	□ 否
9. 病情持续未缓解并加重，转神经内科重症监护室治疗		□ 是	□ 否

四十二、癫痫发作风险防范及处置清单

风险点：舌咬伤、误吸、呼吸抑制、心律失常、颅内出血、脑水肿、猝死等		
风险人群：癫痫、脑肿瘤、脑积水、先天性疾病、脑外伤、脑血管疾病等患者		
预防要点	完成情况	
1. 了解患者癫痫发作史，保持病室舒适安静，减少癫痫诱因（如劳累、饮酒、发热、感染、精神因素、情绪激动、紧张、停药不当等），做好安全措施，拉起床栏，家属24h留陪，保证充足睡眠，避免精神刺激	□ 是	□ 否
2. 积极治疗原发病	□ 是	□ 否
3. 按时按量服药，切忌突然停药、减药、漏服药及自行换药	□ 是	□ 否
识别要点	完成情况	
4. 出现失神、双眼凝视、眼球上翻、呼吸困难等前驱症状或突然失去意识、心率增快、四肢抽搐，伴有口吐白沫、小便失禁等症状	□ 是	□ 否
紧急处置要点	完成情况	
5. 体位：抽搐发作时应立即平卧（床头抬高30°），头偏向一侧，使用口咽通气道以畅通气道，清理口腔及呼吸道分泌物	□ 是	□ 否
6. 床边备牙垫、开口器、负压吸引装置，保持气道畅通。发作时用牙垫或压舌板压住舌根，预防舌咬伤	□ 是	□ 否
7. 吸氧，必要时心电监护。给予安全保护护理，预防外伤，不可强行按压肢体，避免骨折	□ 是	□ 否
8. 用药：开通1～2条静脉通路，遵医嘱给予镇静剂。高热者给予降温护理	□ 是	□ 否
9. 观察：用药后每5～10min观察意识、瞳孔、心率、呼吸、血压、血氧饱和度、面色、口唇颜色，抽搐症状缓解后改为每30min观察1次，做好记录	□ 是	□ 否

四十三、认知功能障碍风险防范及处置清单

风险点：走失		
风险人群：存在认知障碍的住院患者		
预防要点	完成情况	
1. 入院时告知患者及其家属走失风险及走失后的不良后果，记录并签字	□ 是	□ 否
2. 住院期间不可外宿，嘱家属24h陪护，保持通信畅通	□ 是	□ 否

3. 给患者佩戴腕带，并注明科室及家属电话号码，患者穿防走失背心、佩戴防走失卡	□是	□否
4. 床头挂"防走失"警示标识	□是	□否
5. 重点交接班，每小时巡视病房 1 次	□是	□否
6. 晚夜班及时关闭病区大门	□是	□否
识别要点	完成情况	
7. 认知功能减退、精神行为异常、生活能力下降	□是	□否
紧急处置要点	完成情况	
8. 患者走失，立即电话联系医院保卫科监控室，查找患者去向，报告科主任、护士长	□是	□否
9. 将患者走失时着装、外貌特征、电话号码等线索提供给医院保安，协助查找患者，必要时报警	□是	□否
10. 如自行寻回患者，回病房后立即通知医院保卫科、科主任、护士长、警方	□是	□否
11. 管床医生立即查看患者病情，给予对症处理，必要时转 ICU 治疗	□是	□否

第二节　外科系统疾病并发症管理风险清单

一、急性创伤并发症风险防范及处置清单

护理风险点：失血性休克、昏迷		
风险人群：大量失血患者、闭合性损伤患者		
预防要点	完成情况	
1. 增强民众安全防护意识，一旦受伤及时到医院就诊	□是	□否
识别要点	完成情况	
2. 意识障碍、面色苍白、呼吸急促、脉搏细促、全身湿冷、口渴、血压下降	□是	□否
紧急处置要点	完成情况	
3. 保持呼吸道通畅，清除口、鼻腔分泌物。给予吸氧，必要时气管插管	□是	□否
4. 监测患者意识、瞳孔、心率、呼吸、脉搏、血压等情况	□是	□否
5. 对于颈椎受损患者予以颈托固定；对于脊柱损伤、脊髓损伤患者予以脊柱固定板固定	□是	□否
6. 建立至少 2 个静脉通路补液	□是	□否
7. 有效处理创口、及时止血、患肢包扎固定	□是	□否

二、大面积烧伤并发感染风险防范及处置清单

风险点：感染		
风险人群：大面积烧伤患者		
预防要点	完成情况	
1. 遵医嘱，保护性隔离：家属近距离护理时穿隔离衣	□是	□否
2. 病房环境：设置独立病房，限制人员出入，定期检测病房环境的微生物特征	□是	□否
3. 气道管理：气管切开处纱布每天更换 1 次，如有渗液，随时更换；持续气道湿化，根据痰液黏稠度调节湿化强度；防止异物进入或堵塞气道；冷凝水每班检查并倾倒	□是	□否
4. 穿刺点及周围皮肤每天碘附消毒，干燥后用无菌纱布覆盖，用无菌贴膜和弹力绷带固定。保持中心静脉导管通畅	□是	□否
5. 废物参照感染性废物处理	□是	□否
识别要点	完成情况	
6. 寒战、高热、脉搏加快等，创面出现脓性分泌物、坏死、异味等	□是	□否
紧急处置要点	完成情况	
7. 充分暴露创面，保持创面清洁干燥，促进愈合	□是	□否
8. 遵医嘱合理使用抗菌药物	□是	□否
9. 严格执行消毒隔离制度，保持病室空气流通，定期消毒	□是	□否
10. 补充液体，维持有效循环，留置导尿管，观察尿量	□是	□否
11. 行营养支持	□是	□否

三、脑疝并发症风险防范及处置清单

风险点：脑疝致心搏呼吸骤停、死亡		
风险人群：重型颅脑损伤患者、开颅术后患者		
预防要点	完成情况	
1. 绝对卧床休息，避免情绪激动与躁动	□是	□否
2. 遵医嘱使用脱水药、抗癫痫药物，禁用吗啡、阿片类止痛药；观察患者头痛、呕吐情况	□是	□否
3. 观察脑室引流液的颜色、性状及量	□是	□否
识别要点	完成情况	
4. GCS 评分下降、双侧瞳孔不等大或对光反射消失、头痛进行性加重、喷射状呕吐、躁动不安、癫痫发作、肢体感觉和（或）运动障碍、呼吸心搏骤停、脑室引流液短时间内增加等	□是	□否
紧急处置要点	完成情况	
5. 迅速报告医生，积极配合抢救，并做好护理记录	□是	□否
6. 快速建立 2～3 条静脉通路，立即交叉配血	□是	□否
7. 吸氧 6～8L/min，保持呼吸道通畅，及时清除口鼻内分泌物	□是	□否
8. 遵医嘱快速静脉输入 20% 甘露醇 250mL。必要时予利尿、激素治疗，以减轻脑水肿	□是	□否
9. 心跳呼吸骤停时，立即心肺复苏。遵医嘱给予呼吸兴奋剂及强心剂、气管插管、呼吸机辅助呼吸等	□是	□否
10. 留置导尿管，观察尿量及颜色并记录	□是	□否
11. 必要时完善术前准备	□是	□否

四、颅脑损伤并发症风险防范及处置清单

风险点：颅脑损伤致意识障碍，危及生命		
风险人群：外伤致颅脑损伤患者		
预防要点	完成情况	
1. 卧床休息，抬高床头 15° ～ 30°	□是	□否
2. 遵医嘱予 20% 甘露醇快速静脉滴注	□是	□否
3. 保持排便通畅，避免排便用力	□是	□否
识别要点	完成情况	
4. 突发意识障碍，瞳孔对光反射减弱、散大、肌力下降、头痛、呕吐、突发血压、血氧饱和度下降等	□是	□否
紧急处置要点	完成情况	
5. 立即给予心电监护及氧气吸入，必要时气管切开，行机械通气，留置导尿管，观察生命体征、意识、肌力并记录	□是	□否
6. 立即建立 2 ～ 3 条静脉通路，遵医嘱予镇静镇痛药物	□是	□否
7. 对烦躁不安患者使用约束带约束	□是	□否
8. 必要时完善术前准备	□是	□否

五、低颅压综合征风险防范及处置清单

风险点：低颅压致体位性头痛、意识障碍		
风险人群：原发性低颅压综合征患者、颅脑创伤后脑脊液耳漏或鼻漏患者、硬膜外穿刺后患者		
预防要点	完成情况	
1. 积极治疗脑脊液漏	□是	□否
2. 在液体补充充足的情况下合理使用脱水药	□是	□否
3. 纠正低血压及休克，预防脑血管痉挛	□是	□否
识别要点	完成情况	
4. 体位性头痛、眩晕、恶心、呕吐、表情淡漠、反应迟钝、耳鸣、听力障碍	□是	□否
紧急处置要点	完成情况	
5. 报告医生，并积极协助治疗	□是	□否
6. 采取头低足高位或去枕平卧位，绝对卧床休息，避免行腰椎穿刺	□是	□否
7. 予以镇静止痛、改善水电解质紊乱、补充血容量治疗（饮水或补充液体 2000 ～ 3000mL/d）	□是	□否
8. 必要时做好术前准备	□是	□否

六、脑血管介入术后并发假性动脉瘤风险防范及处置清单

风险点：血管破裂、压迫周围神经、血栓栓塞、皮下组织坏死		
风险人群：脑血管介入术后患者		
预防要点	完成情况	
1.患者术后术侧肢体制动，剧烈咳嗽、打喷嚏时按压穿刺部位	□是	□否
2.术后巡视，观察弹力绷带是否松动	□是	□否
3.询问患者穿刺点有无疼痛，观察穿刺部位是否有出血、皮下淤血及血肿形成	□是	□否
识别要点	完成情况	
4.局部疼痛、进行性增大肿块、搏动性肿块、血流杂音	□是	□否
紧急处置要点	完成情况	
5.立即在超声引导下弹力绷带持续加压包扎（能扪及远端动脉搏动），卧床休息24～72h	□是	□否
6.用记号笔标记假性动脉瘤，前3h中每30min观察假性动脉瘤的大小、硬度、局部皮肤颜色变化、有无搏动感、有无血管杂音等。之后每班观察1次	□是	□否
7.每班测量双下肢的周径，观察穿刺侧下肢皮肤颜色、温度、感觉的变化以及足背动脉或胫后动脉搏动情况	□是	□否
8.压迫无效时需行外科手术修补	□是	□否

七、垂体瘤术后垂体危象风险防范及处置清单

风险点：垂体瘤术后出现垂体危象		
风险人群：垂体瘤术后患者		
预防要点	完成情况	
1.对于皮质醇功能低下患者，术前给予激素替代治疗，术后注意观察患者意识、瞳孔、生命体征、皮肤温湿度、血氧饱和度及每小时尿量变化	□是	□否
2.遵医嘱按时足量应用肾上腺皮质激素，不得随意增减药物剂量	□是	□否
识别要点	完成情况	
3.尿量＞300mL/h，持续3h，且尿比重＜1.005，或24h尿量＞4000mL（尿崩症）	□是	□否
4.精神萎靡、恶心呕吐、寒战后高热（体温＞39℃）、大汗淋漓、口干舌燥、脉搏细速、血压下降、体温下降、头晕、乏力等，病情重者意识障碍	□是	□否
紧急处置要点	完成情况	
5.报告医生，并协助抢救，监测患者生命体征变化并记录	□是	□否
6.给予吸氧；及时清除患者口腔内分泌物，头偏向一侧，防止窒息，保持呼吸道通畅	□是	□否
7.遵医嘱及时补充血容量，必要时使用血管活性药物	□是	□否
8.急查电解质、血糖、垂体激素及靶激素水平等	□是	□否
9.遵医嘱补充肾上腺皮质激素，给予氢化可的松200～300mg/d，静脉滴注。禁用或慎用麻醉剂、镇静剂、催眠药等	□是	□否
10.体温低于36℃，予以保暖，调节室温至24～27℃，以改善患者末梢循环；体温高于38.5℃，给予物理降温或药物降温	□是	□否

八、脑脊液漏风险防范及处置清单

风险点：脑脊液漏致患者椎管内感染	
风险人群：脊柱手术损伤硬脊膜和蛛网膜患者、脊柱术后感染患者	
预防要点	完成情况
1. 术后严密观察引流液颜色、量及性状，定期更换敷料	□是　□否
2. 嘱患者避免打喷嚏、用力咳嗽和排便，以免颅内压升高导致脑脊液漏	□是　□否
3. 术后采取综合措施维持颅内压在正常范围内	□是　□否
识别要点	完成情况
4. 头晕、头痛、恶心，切口敷料渗出淡红色或淡黄色液体，引流液颜色变浅，引流量明显增多	□是　□否
紧急处置要点	完成情况
5. 体位：腰椎手术患者取头低足高位，颈胸椎手术患者取头高足低位，指导患者保持情绪稳定，绝对卧床休息	□是　□否
6. 观察：患者出现头晕、头痛、四肢较前麻木、无力、憋气、呼吸困难等症状时立即通知医生，遵医嘱给予治疗	□是　□否
7. 保持床单清洁干燥，鼻腔和外耳道清洁，防止感染	□是　□否

九、腮腺肿瘤术后并发症风险防范及处置清单

风险点：面瘫、涎瘘	
风险人群：口腔颌面部疾病手术的患者	
预防要点	完成情况
1. 行颈淋巴结清扫者，术后同侧上肢外展，早期进行面神经功能锻炼	□是　□否
2. 每班观察引流管及引流球，确保无脱管及引流管无扭曲、打折	□是　□否
3. 术后 1 个月内禁食酸、辣、刺激性食物	□是　□否
4. 引流管拔除后局部用弹力绷带加压包扎	□是　□否
识别要点	完成情况
5. 术区肿胀疼痛	□是　□否
6. 嘱患者闭眼、皱眉、噘嘴、鼓腮和饮水，观察患者有无眼闭合不全、额纹及鼻唇沟变浅、口唇不能闭合或歪斜、鼓腮困难等异常情况	□是　□否
紧急处置要点	完成情况
7. 术后第 2 天开始进行面神经功能锻炼，术后 1 周面部热敷，局部按摩	□是　□否
8. 补充 B 族维生素	□是　□否
9. 口服阿托品以减少唾液分泌，局部用弹力绷带加压包扎	□是　□否

十、甲状腺术后出血致呼吸困难风险防范及处置清单

风险点：甲状腺术后出血致呼吸困难、窒息		
风险人群：甲状腺术后患者		
预防要点	完成情况	
1. 患者床边备气管切开包、负压吸引装置	□是	□否
2. 患者术后回病房，与手术室护士交接（意识、生命体征、切口敷料、手术方式），观察引流液颜色、性状、量并记录	□是	□否
3. 术后持续吸氧。全身麻醉清醒后取半卧位，保持引流管通畅	□是	□否
4. 手术 6h 后进食温冷半流质食物，避免颈部剧烈活动	□是	□否
5. 术后当天每小时巡视，观察患者，监测生命体征。术后第 2 天如患者生命体征平稳，意识清楚，切口敷料干燥，每 2h 观察并记录 1 次	□是	□否
识别要点	完成情况	
6. 术后引流量 1 ~ 2h 大于 100mL，呈鲜红色；切口敷料有渗血，引流管内有大量血液；患者出现发绀、呼吸困难、切口肿胀、烦躁等	□是	□否
紧急处置要点	完成情况	
7. 立即报告值班医生	□是	□否
8. 吸氧：给予高流量吸氧 6 ~ 8L/min	□是	□否
9. 用药：建立静脉通路，遵医嘱用药	□是	□否
10. 特殊物品准备：出血应急箱、电刀机、站灯等清创用物	□是	□否
11. 必要时联系呼吸内科、耳鼻喉科，行气管切开或气管插管	□是	□否
12. 观察：清创结束后，每 30min 观察患者呼吸、血压、颈部皮肤、引流液及切口纱布情况 1 次，做好记录，嘱家属 24h 留陪	□是	□否
13. 若病情恶化，患者出现休克或心搏骤停，立即转 ICU 治疗	□是	□否

十一、颈动脉内膜剥脱术后并发症风险防范及处置清单

风险点：脑梗死、脑出血、脑神经损伤、脑高灌注综合征、颈部血肿		
风险人群：颈动脉内膜剥脱术后患者		
预防要点	完成情况	
1. 按麻醉方式采取相应体位，颈部制动，行踝泵运动，预防血栓	□是	□否
2. 控制血压，维持收缩压在 120 ~ 130mmHg，必要时泵入血管活性药物，泵入速度随血压调节，并签署知情同意书	□是	□否
识别要点	完成情况	
3. 血压升高、严重的单侧头痛、癫痫、非手术侧肢体的重度偏瘫	□是	□否
紧急处置要点	完成情况	
4. 术后行心电监护及氧气吸入，颈部制动 24h	□是	□否
5. 妥善固定引流管，观察颈部切口敷料渗血情况，有无颈部肿胀、呼吸困难，记录引流液颜色、性状、量	□是	□否
6. 观察意识、语言状态，有无谵妄、伸舌歪斜、声带麻痹、饮水呛咳等	□是	□否
7. 评估肌力，观察非手术侧肢体有无偏瘫、运动障碍、感觉障碍及患侧上肢血供情况	□是	□否

十二、乳腺癌术后并发切口出血风险防范及处置清单

风险点：乳腺癌术后切口出血		
风险人群：乳腺癌术后患者		
预防要点	完成情况	
1. 术后观察患者意识、生命体征、切口敷料、手术方式及引流液的颜色、性状、量	□是	□否
2. 全身麻醉患者清醒后取半卧位，患肢抬高并垫软枕，患肢术后24h内活动手指和腕部，可做伸指、握拳、屈腕等锻炼	□是	□否
3. 保持切口敷料干燥，绷带松紧度适宜（能放进一指为宜），引流管通畅，避免打折	□是	□否
4. 避免在患肢抽血、测量血压	□是	□否
识别要点	完成情况	
5. 切口敷料渗血；术后短时间内引流血性液体≥50mL，24h内引流量≥200mL，引流液呈鲜红色	□是	□否
紧急处置要点	完成情况	
6. 立即报告值班医生并协助处理	□是	□否
7. 用药：建立静脉通路，遵医嘱用药	□是	□否
8. 特殊物品准备：出血应急箱、电刀机、电动吸引器、站灯	□是	□否
9. 观察：清创结束后，每30min观察患者呼吸、血压、切口皮肤、引流液及切口纱布情况1次，做好记录，嘱家属24h陪护	□是	□否
10. 出现休克或心搏骤停时立即转ICU治疗	□是	□否
11. 给患者解释，消除患者紧张情绪	□是	□否

十三、心脏术后并发心脏压塞风险防范及处置清单

风险点：心脏压塞		
风险人群：心脏术后患者		
预防要点	完成情况	
1. 术后24～48h动态监测血压、心率、心律、呼吸、血氧饱和度、中心静脉压、尿量	□是	□否
2. 术后24～48h每30～60min挤压引流管1次，观察引流液颜色、性状及量，连续3h引流量≥200mL/h时及时通知医生处理并做好护理记录	□是	□否
识别要点	完成情况	
3. 引流液突然减少或无引流液，挤压引流管有血凝块流出	□是	□否
4. 气促或呼吸困难、端坐呼吸、心率增快、血压下降、脉压小、中心静脉压进行性升高≥25cmH$_2$O、尿量减少等	□是	□否
紧急处置要点	完成情况	
5. 迅速报告医生，并协助抢救；挤压胸腔引流管或纵隔引流管	□是	□否
6. 取休克卧位（头、躯干抬高20°～30°，下肢抬高15°～20°）	□是	□否
7. 心电监护，氧气吸入6～8L/min；保持静脉通路通畅，遵医嘱用药	□是	□否
8. 床边备心包穿刺用物	□是	□否
9. 必要时做好手术前准备	□是	□否

十四、急腹症风险防范及处置清单

风险点：腹腔脏器穿孔、破裂、出血等致腹膜炎、休克	
风险人群：外伤致腹部受伤患者、急腹症患者	
预防要点	完成情况
1. 保持良好的饮食、卫生及生活习惯，餐后不做剧烈运动	□是　　□否
2. 积极控制急腹症的各类诱因，积极治疗原发病等	□是　　□否
识别要点	完成情况
3. 剧烈的腹痛、大汗淋漓、血压下降、恶心、呕吐、发热等	□是　　□否
紧急处置要点	完成情况
4. 立即给予心电监护及氧气吸入，观察生命体征并及时记录	□是　　□否
5. 立即建立2～3条静脉通路，遵医嘱予以快速补液，维持有效循环	□是　　□否
6. 禁食水，遵医嘱予以胃肠减压，留置导尿管，记录液体出入量	□是　　□否
7. 遵医嘱予以解痉止痛等对症处理，合理用药	□是　　□否
8. 必要时做好手术前准备	□是　　□否

十五、急性阑尾炎并发症风险防范及处置清单

风险点：急性阑尾炎致感染性休克	
风险人群：急性化脓性阑尾炎患者等	
预防要点	完成情况
1. 保持良好的饮食、卫生及生活习惯，餐后不做剧烈运动	□是　　□否
2. 及时治疗胃肠道疾病，预防慢性阑尾炎急性发作	□是　　□否
识别要点	完成情况
3. 右下腹压痛及反跳痛、发热、厌食、恶心、呕吐、血压下降、呼吸急促、脉搏增快、尿量减少等	□是　　□否
紧急处置要点	完成情况
4. 立即给予心电监护及氧气吸入，留置导尿管，观察并记录生命体征	□是　　□否
5. 立即建立2～3条静脉通路，遵医嘱予以快速补液，维持有效循环	□是　　□否
6. 必要时做好手术前准备	□是　　□否

十六、胃肠术后腹腔内出血风险防范及处置清单

风险点：腹腔内出血、休克导致患者死亡		
风险人群：胃肠术后患者		
预防要点	完成情况	
1. 术后24h内观察生命体征变化、腹腔引流及腹部体征情况	□是	□否
2. 术后指导患者避免剧烈咳嗽、用力排便（必要时使用开塞露）	□是	□否
识别要点	完成情况	
3. 切口敷料渗血、引流血性液体2h＞200mL或12h＞400mL或每小时＞50mL、腹部隆起、心率快、血压下降、面色苍白、皮肤四肢湿冷、休克	□是	□否
紧急处置要点	完成情况	
4. 立即报告医生，配合治疗及抢救	□是	□否
5. 体位：出血期间取平卧位；绝对卧床，限制活动，避免用力咳嗽和过度活动	□是	□否
6. 持续心电监护、吸氧；每30～60min观察生命体征并记录	□是	□否
7. 观察引流液颜色、性状及量。观察尿量，若尿量＜17mL/h，报告医生处理	□是	□否
8. 建立2条静脉通路，遵医嘱用药	□是	□否
9. 做好输血及再次手术术前准备	□是	□否

十七、胃肠手术后吻合口漏风险防范与处置清单

风险点：胃肠术后吻合口漏时消化液进入腹腔导致腹腔感染，引起感染性休克、死亡		
风险人群：年老体弱、肠腔感染严重的胃肠手术后患者		
预防要点	完成情况	
1. 监测患者体温、脉搏、呼吸、血压等变化	□是	□否
2. 观察患者有无腹痛腹胀、按压有无压痛及反跳痛	□是	□否
3. 观察患者有无恶心呕吐、肛门排气排便是否减少	□是	□否
4. 观察引流管颜色、量及性状是否正常，引流管是否引流出浑浊、脓性液体甚至肠液	□是	□否
识别要点	完成情况	
5. 发热、腹泻、腹肌紧张、腹痛、压痛、反跳痛、肛门排气排便减少、腹胀	□是	□否
6. 早期引流管引流出浑浊、脓性液体，随后引流出大量肠液及胃液，引流液颜色由浅变深	□是	□否
紧急处置要点	完成情况	
7. 报告医生，协助医生处置，并做好护理记录	□是	□否
8. 禁食、胃肠减压	□是	□否
9. 遵医嘱应用抗生素和肠外营养支持	□是	□否
10. 对于局部脓肿、外瘘或无弥漫性腹膜炎患者，协助医生局部引流	□是	□否
11. 对于弥散性腹膜炎患者，做好急诊手术准备	□是	□否

十八、胃肠术后低血钾风险防范及处置清单

风险点：低血钾致患者心搏骤停、死亡		
风险人群：胃肠术后长期禁食患者		
预防要点	完成情况	
1. 根据等级护理要求巡视病房，观察患者有无四肢软弱无力、呼吸困难	□是	□否
2. 每 2h 监测生命体征	□是	□否
3. 观察患者有无厌食、恶心、呕吐、腹胀，有无头晕、躁动、口周及手足麻木、面部及四肢抽动、手足抽搐等症状	□是	□否
4. 观察患者有无心前区不适感、心悸及心律失常	□是	□否
5. 遵医嘱定期检测患者血钾是否正常	□是	□否
识别要点	完成情况	
6. 血钾＜3.5mmol/L	□是	□否
7. 肌无力（低）：四肢软弱无力（多从双下肢无力开始）、吞咽困难、呼吸困难。腹胀、食欲减退、恶心及呕吐	□是	□否
8. 意识淡漠、嗜睡、意识不清，甚至昏迷；心悸、心律失常、心搏停止	□是	□否
紧急处置要点	完成情况	
9. 报告医生，协助处置并做好护理记录	□是	□否
10. 遵医嘱补钾：10% 氯化钾或枸橼酸钾溶液口服，能进食患者多食含钾丰富食物（肉类、牛奶、香蕉、蔬菜等），不能口服或病情较重者，10% 氯化钾稀释后静脉滴注	□是	□否
11. 遵医嘱给予止吐、止泻等治疗，减少钾的继续丢失	□是	□否
12. 观察患者意识、肌张力、腱反射、胃肠道功能等变化	□是	□否
13. 观察患者尿量，每小时尿量＞40mL 或每日尿量＞500mL 时方可补钾	□是	□否

十九、腹主动脉瘤破裂风险防范及处置清单

风险点：低血压、休克、意识障碍		
风险人群：中老年男性、有动脉粥样硬化病史患者		
预防要点	完成情况	
1. 绝对卧床休息，避免剧烈咳嗽、情绪激动等增加腹压的情况	□是	□否
2. 遵医嘱给予降压泵、止疼泵，泵速随时调节。保持收缩压＜140mmHg。若泵入瑞芬太尼，应观察有无呼吸抑制	□是	□否
3. 保持排便通畅，进食清淡易消化、含纤维素高的食物	□是	□否
识别要点	完成情况	
4. 剧烈腹痛、血压下降、皮肤苍白、呼吸浅慢、口唇发绀、四肢厥冷、呕血、黑便、腹部搏动性肿块	□是	□否
紧急处置要点	完成情况	
5. 给予心电监护及氧气吸入，若患者昏迷，联系 ICU 气管插管	□是	□否
6. 迅速建立 2 条静脉通路，备血	□是	□否
7. 遵医嘱，静脉泵入血管收缩药，快速滴注扩容药物，补充血容量	□是	□否
8. 监测血压、尿量、意识变化	□是	□否
9. 协助医生行术前准备，通知手术室行急诊手术	□是	□否

二十、急性胰腺炎并发症风险防范及处置清单

风险点：休克、多器官功能衰竭		
风险人群：急性重症胰腺炎患者		
预防要点	完成情况	
1. 遵医嘱即刻行早期液体复苏［速度 5 ～ 10mL/（kg·h）］，必要时建立 2 条静脉通路或协助中心静脉置管，每小时监测血压、心率、血氧饱和度及尿量，汇报医生，根据医嘱调节速度	□是	□否
2. 遵医嘱选择合适的吸氧方式及氧流量，腹内压高者取半卧位，保持呼吸道通畅	□是	□否
3. 遵医嘱使用抗感染药物、生长抑素、乌司他丁等，落实导泻通便、胃肠减压措施	□是	□否
识别要点	完成情况	
4. 烦躁不安、表情淡漠、意识模糊、心率加快 > 100 次 /min、脉搏细速或不能触及、收缩压 < 90mmHg、脉压 < 20mmHg、中心静脉压 < 5cmH$_2$O、呼吸浅快、体温过低	□是	□否
5. 皮肤、黏膜、口唇、甲床颜色苍白或发绀，湿冷	□是	□否
6. 尿量减少，< 0.5mL/（kg·h），持续 6h，血肌酐持续升高	□是	□否
7. 血氧饱和度持续低于 90%，呼吸困难，大汗淋漓	□是	□否
紧急处置要点	完成情况	
8. 对于休克者，遵医嘱加快补液速度，"先晶后胶、先盐后糖、见尿补钾"，取中凹卧位	□是	□否
9. 对于肾损伤者，记录每小时尿量；对于呼吸窘迫综合征者，给予面罩吸氧 8 ～ 10L/min 或遵医嘱，抬高床头，保持呼吸道通畅	□是	□否
10. 每 15 ～ 30min 监测意识、气道、生命体征、周围循环情况，并汇报医生	□是	□否
11. 备齐吸痰装置、呼吸球囊及气管插管用物	□是	□否
12. 完善记录，做好交接班	□是	□否

二十一、泌尿外科术后感染性休克风险防范及处置清单

风险点：泌尿外科术后严重感染致感染性休克		
风险人群：泌尿外科围手术期严重感染患者		
预防要点	完成情况	
1. 嘱患者避免感冒	□是	□否
2. 术前控制尿路感染、肾积水。糖尿病患者控制饮食，按时服用降糖药，保持血糖水平稳定	□是	□否
3. 积极处理感染、少尿等诱因	□是	□否
识别要点	完成情况	
4. 突发寒战、高热、呼吸急促、面色苍白、心率明显增快、血压下降，伴意识改变；实验室检查示白细胞升高、降钙素原升高	□是	□否
紧急处置要点	完成情况	
5. 取平卧位或休克卧位，立即报告医生，指导患者保持情绪稳定	□是	□否
6. 遵医嘱予心电监护及吸氧	□是	□否

7. 建立 2～3 条静脉通路，遵医嘱使用血管活性药物、抗生素，积极行液体复苏和抗感染治疗	□是	□否
8. 用药后每 10～15min 观察心率、呼吸、血压、意识，生命体征平稳后改为每 30min 观察 1 次，做好护理记录。监测液体出入量	□是	□否
9. 病情持续不缓解并加重或出现休克时，立即转 ICU 治疗	□是	□否

二十二、经皮肾镜术后大出血风险防范及处置清单

风险点：经皮肾镜术后大出血致低血容量性休克		
风险人群：经皮肾镜术后患者		
预防要点	完成情况	
1. 术前测定患者的凝血功能，完善肾脏检查，为确定经皮肾穿刺通道提供有效依据	□是	□否
2. 术前控制尿路感染。高血压患者有效控制血压水平	□是	□否
识别要点	完成情况	
3. 导尿管、肾造瘘管短时间引流出大量鲜血，患者面色苍白、皮肤湿冷、心率增快或迟缓、呼吸急促伴血压下降，重者出现意识改变；实验室检查血红蛋白降低	□是	□否
紧急处置要点	完成情况	
4. 取平卧位或休克卧位，立即报告医生，积极配合抢救，指导患者保持情绪稳定	□是	□否
5. 遵医嘱给予心电监护及吸氧，根据血氧饱和度选取合适的给氧方式及氧浓度	□是	□否
6. 建立 2～3 条静脉通路，遵医嘱使用升压药、止血药，加快补液速度，必要时输血治疗	□是	□否
7. 遵医嘱夹闭肾造瘘管，持续膀胱冲洗，观察冲洗液颜色、速度及量；观察心率、呼吸、血压、意识；监测液体出入量，做好记录	□是	□否
8. 病情持续不缓解并加重或出现失血性休克时，做好再次手术的术前准备	□是	□否

二十三、肾上腺术后肾上腺危象风险防范及处置清单

风险点：肾上腺皮质激素分泌不足或缺如导致肾上腺危象		
风险人群：肾上腺疾病术后患者		
预防要点	完成情况	
1. 术前给予心理护理，缓解患者紧张情绪有助于术前控制血压	□是	□否
2. 术前遵医嘱扩充血容量	□是	□否
3. 术前给予 α-受体阻滞剂或 β-受体阻滞剂，控制血压并做好记录	□是	□否
识别要点	完成情况	
4. 高热、心率快；低血压、低血糖；腹痛、腹泻、厌食、恶心等消化道症状；精神萎靡、嗜睡等神经精神症状。	□是	□否
紧急处置要点	完成情况	

续表

5.取平卧位，指导患者保持情绪稳定，立即报告医生，积极配合抢救	□是	□否
6.心电监护、吸氧，根据血氧饱和度选择适当的给氧方式、氧浓度	□是	□否
7.用药：建立 2～3 条静脉通路，遵医嘱行补液、激素治疗，必要时开放中心静脉通路并监测中心静脉压，控制补液速度、量。低血糖者遵医嘱静脉推注 50% 葡萄糖	□是	□否
8.观察患者生命体征、意识、液体出入量及血糖水平。病情平稳后每 1～2h 观察生命体征 1 次，做好记录	□是	□否
9.病情持续不缓解并加重时，遵医嘱转 ICU 继续治疗	□是	□否

二十四、骨盆骨折并发症风险防范及处置清单

风险点：骨盆骨折致失血性休克，甚至死亡		
风险人群：骨盆骨折患者		
预防要点	完成情况	
1.予骨盆固定带或外固定架固定，尽量避免搬动患者，搬运时使用滑移垫	□是	□否
2.建立静脉通路，加快补液速度，及时补充血容量、输血，维持血压稳定	□是	□否
3.遵医嘱及时合理使用止血药、止痛药，行健康宣教及病情观察	□是	□否
识别要点	完成情况	
4.血压下降、心率增快、尿量减少、疼痛、烦躁不安等	□是	□否
紧急处置要点	完成情况	
5.保持呼吸道通畅和有效通气，给予心电监护及氧气吸入，必要时行气管切开、机械通气等	□是	□否
6.立即建立静脉通路，遵医嘱予以补液、输血	□是	□否
7.遵医嘱留置导尿管，观察尿量	□是	□否
8.若经过抗休克治疗和护理仍不能维持血压，及时通知医生，并协助医生做好术前准备	□是	□否

二十五、髋关节置换术后脱位风险防范及处置清单

风险点：假体脱出、再次手术		
风险人群：髋关节置换术后患者		
预防要点	完成情况	
1.正确搬运患者，患肢保持外展 15°～30° 中立位，两腿间置梯形枕或厚软枕，避免压迫患侧，取健侧卧位	□是	□否
2.患者下床活动流程：抬高床头 60°，静坐 5min，两腿移向健侧肢体床边，先将健侧肢体垂至床沿下，再由护士托住患肢移至床沿下，移动时注意患肢保持外展中立位，搀扶患者起身，嘱患者双手扶稳助行器，床边站立 1～2min，无不适后缓慢行走	□是	□否
3.行走时使用助行器，先迈患侧肢体，然后健侧肢体跟上一步，落脚在患侧前方	□是	□否
4.配置高凳，厕所安装扶手，不坐矮床、矮沙发，身体前倾屈髋不超过 90°	□是	□否
5.不盘腿坐，不跷二郎腿，不做穿鞋袜及提鞋等动作，患肢不超过身体中线	□是	□否
6.患者掌握肌力训练方法并认识到预防脱位的重要性	□是	□否

续表

识别要点	完成情况	
7.脱位时常伴有沉闷的声音，关节不能转动；运动时疼痛加剧；两侧肢体不等长、不对称；X线检查可确诊	□是	□否
紧急处置要点	完成情况	
8.就地制动、平卧，立即报告医生处理	□是	□否

二十六、髋关节置换术后出血风险防范及处置清单

风险点：失血性休克、心搏骤停		
风险人群：髋关节置换术后患者		
预防要点	完成情况	
1.遵医嘱夹闭与开放引流管	□是	□否
2.观察切口敷料渗血情况、引流液颜色和量	□是	□否
识别要点	完成情况	
3.切口渗血明显，引流出鲜红色血性液体，每小时出血量≥200mL	□是	□否
4.烦躁不安、心率快、大汗淋漓、四肢湿冷、血压下降、血容量不足等	□是	□否
紧急处置要点	完成情况	
5.监测生命体征，给予氧气吸入3L/min及心电监护	□是	□否
6.监测血红蛋白值，实验室检查达到输血指征或出现贫血症状时遵医嘱输血	□是	□否
7.有休克症状时，立即报告医生，视年龄和心功能情况加快输液速度；开通2个静脉通路，配合医生抢救	□是	□否

二十七、介入术后出血风险防范及处置清单

风险点：介入手术后出血致休克		
风险人群：介入术后患者		
预防要点	完成情况	
1.压迫穿刺点位置正确	□是	□否
2.穿刺侧肢体制动	□是	□否
识别要点	完成情况	
3.穿刺点敷料渗血或皮下血肿	□是	□否
紧急处置要点	完成情况	
4.取平卧位	□是	□否
5.发现明显出血、血肿时，立即压迫穿刺点并报告医生，配合抢救	□是	□否
6.术后8h内观察生命体征、穿刺点有无出血、穿刺侧肢体足背动脉搏动及皮温情况，有异常时立即通知医生并记录	□是	□否

二十八、肝囊肿介入术后并发症风险防范及处置清单

风险点：介入术后出血、感染		
风险人群：肝囊肿介入手术患者		
预防要点	完成情况	
1. 介入术后卧床休息为主，取舒适卧位，保持局部皮肤清洁、干燥	□是	□否
2. 加强营养，进食高蛋白、高维生素食物	□是	□否
3. 高血压、糖尿病患者积极控制原发病	□是	□否
识别要点	完成情况	
4. 穿刺部位渗血、皮下血肿、疼痛、体温升高	□是	□否
紧急处置要点	完成情况	
5. 介入术后患者取舒适功能卧位	□是	□否
6. 遵医嘱使用止血药	□是	□否
7. 观察生命体征、穿刺点及疼痛情况，有引流管者应保持引流通畅，观察引流液颜色、量	□是	□否
8. 心理护理及健康宣教	□是	□否

二十九、脊柱损伤并发症风险防范及处置清单

风险点：脊柱等多发伤患者因搬运、翻身致再次损伤，甚至截瘫、呼吸骤停		
风险人群：脊柱损伤患者		
预防要点	完成情况	
1. 疑似或确诊脊柱损伤者取平卧位，绝对卧床休息，颈托固定，轴线翻身，搬运时应有 3 人及以上，且有医护人员参与指导，避免头部扭曲、旋转	□是	□否
2. 告知患者勿左右右摆动颈部，不得随意调节、松脱颈托，不得随意抬高床头、起床、扭曲躯干；告知脊髓再次损伤可能导致截瘫的严重性	□是	□否
3. 保持呼吸道通畅，观察并记录生命体征变化	□是	□否
4. 每班评估患者肢体感觉、运动情况，发现异常时立即报告医生处理	□是	□否
识别要点	完成情况	
5. 单侧或者双侧感觉、运动障碍，反射部分或者全部消失，大小便失禁，四肢瘫痪或截瘫等	□是	□否
6. 心率减慢，血压下降，大小便失禁，甚至呼吸骤停	□是	□否
紧急处置要点	完成情况	
7. 立即给予心电监护及氧气吸入，保持呼吸道通畅和有效通气，必要时行气管切开、机械通气等	□是	□否
8. 建立静脉通路，遵医嘱予以输液、输血，维持有效循环	□是	□否
9. 观察意识、四肢感觉和运动、肌力等变化并记录	□是	□否
10. 观察呼吸及血氧饱和度变化。如呼吸频率变慢、呼吸幅度减小，及时行气管插管并用呼吸机辅助呼吸	□是	□否
11. 遵医嘱，留置导尿管	□是	□否

三十、脊柱术后截瘫风险防范及处置清单

风险点：截瘫	
风险人群：脊柱术后患者（特别是颈胸椎术后）	
预防要点	完成情况
1. 患者术后回病房，评估肌力，观察切口敷料及引流情况	□是　　□否
2. 严格控制每日液体总入量为 1500～2000mL，遵医嘱，控制输液速度为 30～40 滴 /min	□是　　□否
3. 积极处理感染、少尿等诱因	□是　　□否
识别要点	完成情况
4. 四肢肌力下降，切口敷料渗血，皮肤隆起，引流管内引流液增加，呈鲜红色，术后 4～6h 引流量少于 30mL 或无引流量	□是　　□否
5. 切口剧烈疼痛，四肢较术前麻木、无力	□是　　□否
紧急处置要点	完成情况
6. 立即报告医生，协助处理	□是　　□否
7. 取平卧位，良肢位摆放	□是　　□否
8. 给予吸氧及心电监护。高位截瘫患者必要时行气管插管或气管切开	□是　　□否
9. 建立 2～3 条静脉通路，遵医嘱用药	□是　　□否
10. 观察心率、呼吸、血压、肌力、尿量的变化，做好记录	□是　　□否
11. 指导患者进行呼吸训练、辅助咳嗽及体位排痰训练	□是　　□否
12. 病情持续不缓解并加重时，立即转 ICU 治疗	□是　　□否

三十一、脊柱术后活动性出血风险防范及处置清单

风险点：术后活动性出血导致休克、脊髓损伤	
风险人群：颈椎、胸椎、腰椎术后患者	
预防要点	完成情况
1. 术前评估患者有无服用抗凝药、有无出血病史等	□是　　□否
2. 术后观察意识、生命体征、肌力、切口敷料、引流情况	□是　　□否
3. 颈椎术后患者床边放置气管切开包、吸痰装置	□是　　□否
识别要点	完成情况
4. 术后引流量 24h ≥ 400mL 或 2h ≥ 200mL，引流液颜色鲜红，切口敷料渗血多，心率快，血压低，四肢肌力较前下降	□是　　□否
紧急处置要点	完成情况
5. 观察患者生命体征变化，观察引流量、颜色，观察切口是否渗血渗液，发现异常时立即报告医生，并协助处理	□是　　□否
6. 遵医嘱给予吸氧及心电监护	□是　　□否
7. 建立 2～3 条静脉通路，遵医嘱用药	□是　　□否
8. 病情持续不缓解并加重时，遵医嘱做好再次手术的准备或转 ICU 治疗	□是　　□否

三十二、脊柱术后窒息、心搏骤停、植物状态风险防范及处置清单

风险点：窒息、心搏骤停、植物状态（术后颈部不适、切口渗血、引流不畅导致呼吸困难、窒息等）		
风险人群：颈椎前路手术患者		
预防要点	完成情况	
1. 术后床边常规放置气管切开包、吸痰装置	□是	□否
2. 患者回病房时与手术室护士交接（意识、生命体征、肌力、切口敷料、引流情况）并记录于护理记录单、转运交接登记本，所有管道进行二次固定	□是	□否
3. 告知患者感到颈部不适、憋气、烦躁、呼吸困难、发绀、四肢活动受限时立即告知医护人员	□是	□否
识别要点	完成情况	
4. 烦躁、呼吸困难、发绀、四肢肌力较前下降、颈部不适、憋气等	□是	□否
5. 引流液过多，呈鲜红色，切口局部隆起，颈部增粗，呼吸困难，四肢麻木	□是	□否
紧急处置要点	完成情况	
6. 立即报告医生，积极协助处理	□是	□否
7. 吸氧及心电监护。紧急情况下床边剪开缝线，迅速清除血肿	□是	□否
8. 建立 2～3 条静脉通路，遵医嘱用药	□是	□否
9. 每 15min 观察意识、心率、呼吸、血压 1 次，呼吸困难缓解后改为每 30min 观察 1 次，做好记录	□是	□否
10. 病情不缓解并加重或出现休克时，遵医嘱转 ICU 治疗	□是	□否

三十三、皮瓣移植术后皮瓣坏死风险防范及处置清单

风险点：皮瓣坏死		
风险人群：皮瓣移植患者		
预防要点	完成情况	
1. 保持室温 22～25℃，湿度 50%。室内常规空气消毒，禁止吸烟，限制探视	□是	□否
2. 患肢下方垫一薄枕，抬高患肢 10～20cm，防止受压，保证移植部位血供	□是	□否
3. 遵医嘱局部用 60W 烤灯，距离 40～60cm 持续照射	□是	□否
4. 术后 3d 内每小时观察 1 次皮瓣温度、颜色、毛细血管充盈及肿胀程度，与健侧对照，并做好记录	□是	□否
识别要点	完成情况	
5. 皮瓣色泽灰暗、苍白，皮瓣温度低于健侧 3℃以上，皮肤张力下降，毛细血管充盈时间延长（动脉危象），多在术后 24～72h 发生	□是	□否
6. 皮瓣色泽由红润变为暗紫或暗红，张力高，皮纹消失，毛细血管充盈增快（静脉危象） 毛细血管充盈时间：用棉签或手指压迫移植皮肤至呈苍白色，压迫物移去后皮色小于 3s 转红润为阴性，大于 3s 则为阳性，提示动脉危象，若充盈过快，静脉危象的可能性大	□是	□否

紧急处置要点	完成情况	
7. 发生动静脉危象后立即通知医生，查找原因，立即松解包扎敷料，必要时拆除部分缝线，减轻张力	□是	□否
8. 遵医嘱用药，消除疼痛、烦躁、恐惧等不利因素，局部保暖，观察血液循环，必要时手术探查	□是	□否

三十四、骨筋膜室综合征风险防范及处置清单

风险点：缺血性肌痉挛、坏疽、四肢骨折后石膏固定致骨筋膜室综合征		
风险人群：创伤性骨折患者		
预防要点	完成情况	
1. 患者入院后早期进行骨筋膜室综合征的宣教工作	□是	□否
2. 选择大小合适的石膏，固定松紧适宜，指导患肢主动和被动运动	□是	□否
3. 观察患者患肢一般情况以及运动、温度、血液循环、内部压力、表面张力等情况，疼痛的程度、性质、范围、变化及远端肢体被动牵拉试验的情况等，筛选高危患者并早期干预	□是	□否
识别要点	完成情况	
4. 剧烈疼痛，患肢肿胀，皮肤苍白、发绀，甚至出现大理石花斑，动脉搏动减弱或者消失，感觉异常、麻木等。骨筋膜室综合征早期皮肤略红，温度稍高，与健侧相差2℃以内	□是	□否
紧急处置要点	完成情况	
5. 去除所有外部压力和改善肢体血供，如移除所有包扎物、夹板、石膏托或其他紧束性覆盖物，抬高患肢至心脏水平，但不建议高于心脏水平	□是	□否
6. 对于疼痛患者，确诊后方可使用镇痛剂	□是	□否
7. 立即给予氧气吸入及心电监护，建立静脉通路，补液	□是	□否
8. 及时通知医生行手术切开减压，并做好相应的准备	□是	□否

三十五、下肢深静脉血栓形成风险防范及处置清单

风险点：休克或静脉性坏疽		
风险人群：深静脉血栓高风险患者及长期卧床患者		
预防要点	完成情况	
1. 绝对卧床，抬高患肢，高于心脏水平20～30cm；避免下肢静脉穿刺，禁止按摩、热敷患肢	□是	□否
2. 病情允许的情况下多饮水，每日饮水量≥2000mL。戒烟酒，保持排便通畅，避免屏气用力	□是	□否
3. 指导患者做踝泵运动，每次20～30组，每日3～4次	□是	□否
识别要点	完成情况	
4. 患侧肢体肿胀和疼痛，皮温升高，呈青紫色，未触及足背动脉搏动。严重时会发生股青肿或股白肿	□是	□否

续表

紧急处置要点	完成情况	
5. 给予心电监护及氧气吸入。观察患者意识、瞳孔、尿量，有无呼吸困难、咯血等	□是	□否
6. 指导患者进食低盐、低脂、高蛋白、高维生素、易消化食物，避免用力排便、剧烈咳嗽	□是	□否
7. 观察皮肤黏膜是否出现瘀斑，有无牙龈出血、血尿、便血、消化道溃疡出血	□是	□否
8. 监测患肢周径、皮温、足背动脉搏动及血运情况	□是	□否
9. 警惕肺栓塞的发生：呼吸困难、胸腔刺痛感、咳嗽、咯血	□是	□否

第三节　妇科系统疾病并发症管理风险清单

一、妇科腹部手术后并发肠梗阻风险防范及处置清单

风险点：妇科腹部手术后并发肠梗阻		
风险人群：妇科腹部手术后的患者		
预防要点	完成情况	
1. 宣教并督促患者早期床上翻身、四肢自主活动	□是	□否
2. 术后清醒时每 4h 咀嚼口香糖 1 次，每次持续约 15min	□是	□否
3. 根据麻醉方式及医嘱，协助患者尽早取半卧位（一般为手术 6h 后）；并指导患者在体力能耐受的情况下由家人搀扶下床活动	□是	□否
4. 遵循流质→半流质→普食的进食原则	□是	□否
5. 每班观察并记录患者排气排便情况，术后 3d 未排便者，及时报告医生并记录	□是	□否
识别要点	完成情况	
6. 腹痛、腹胀、恶心、呕吐、停止排气	□是	□否
紧急处置要点	完成情况	
7. 遵医嘱用药、禁食水、行胃肠减压	□是	□否
8. 辅助检查：腹部 X 线片、CT 等	□是	□否
9. 观察：肠道功能恢复情况，有无恶心、呕吐、腹痛、腹胀等，根据患者肠道功能恢复情况指导进食，记录 24h 液体出入量，发现异常时及时报告医生	□是	□否

二、采卵术后腹腔内大出血风险防范及处置清单

风险点：采卵术后腹腔内大出血致休克		
风险人群：采卵术后患者		
预防要点	完成情况	
1. 穿刺时不宜反复进针，尽可能控制在 2 次以内	□是	□否
2. 辨清卵巢的边缘	□是	□否
3. 操作者必须注意穿刺针的整个行程	□是	□否
识别要点	完成情况	
4. 心慌气促、面色苍白、腹胀、肛门坠胀感、腹肌紧张、下腹部压痛、反跳痛、脉搏细弱、血压下降	□是	□否
紧急处置要点	完成情况	
5. 取平卧位，保暖，指导患者保持情绪稳定，立即报告医生	□是	□否
6. 吸氧：给予高流量吸氧 4～6L/min	□是	□否
7. 用药：开通 2～3 条静脉通路，遵医嘱用药	□是	□否
8. 观察心率、呼吸、血压、意识，查找出血原因并对症处理，监测尿量，必要时备血，做好记录	□是	□否
9. 病情持续不缓解并加重或出现失血性休克时，立即联系手术室手术止血	□是	□否

三、阴道大出血风险防范及处置清单

风险点：阴道大出血致患者休克、死亡		
风险人群：接受宫腔及阴道操作患者		
预防要点	完成情况	
1. 不乱吃激素类药品	□是	□否
2. 每年进行常规妇科体检	□是	□否
3. 注意性生活卫生	□是	□否
识别要点	完成情况	
4. 阴道流出大量鲜红色血液、面色苍白	□是	□否
紧急处置要点	完成情况	
5. 取平卧位，保暖，指导患者保持情绪稳定，立即报告医生	□是	□否
6. 吸氧：给予高流量吸氧 4～6L/min	□是	□否
7. 用药：开通 2～3 条静脉通路，遵医嘱用药	□是	□否
8. 观察心率、呼吸、血压、意识，查找出血原因并对症处理，监测尿量，做好记录	□是	□否
9. 病情持续不缓解并加重或出现失血性休克时，立即备血并联系手术室手术止血	□是	□否

四、阴道分娩并发直肠阴道瘘风险防范及处置清单

风险点：直肠阴道瘘		
风险人群：阴道分娩产妇		
预防要点	完成情况	
1.接产时再次评估胎儿大小及会阴部皮肤弹性、张力，适时适度进行会阴侧切，行会阴保护	□是	□否
2.宫缩间歇期缓慢娩出胎头胎肩，使产道充分扩张	□是	□否
识别要点	完成情况	
3.会阴损伤累及肛门括约肌复合体，内外括约肌及肛门直肠黏膜均损伤	□是	□否
紧急处理要点	完成情况	
4.仔细检查软产道，发现异常时配合医生缝合	□是	□否
5.一旦发生直肠阴道瘘，指导产妇禁食，报告医生，请肛肠科会诊	□是	□否
6.遵医嘱用药，预防感染，做好交接班及饮食护理	□是	□否

五、人工流产并发症风险防范及处置清单

风险点：人工流产综合征致患者休克		
风险人群：人工流产术后患者		
预防要点	完成情况	
1.加强锻炼，增强体质	□是	□否
2.保持良好的心态	□是	□否
3.注意避孕	□是	□否
识别要点	完成情况	
4.恶心、呕吐、头晕、胸闷、气喘、面色苍白、大汗淋漓、四肢厥冷、血压下降、心律不齐等，严重者还可能出现昏迷、抽搐、休克等	□是	□否
紧急处置要点	完成情况	
5.取平卧位，保暖，指导患者保持情绪稳定，立即报告医生	□是	□否
6.吸氧：保持呼吸道通畅，给予吸氧	□是	□否
7.用药：保持静脉通路通畅，遵医嘱用药	□是	□否
8.观察面色、心率、血压的变化，对症处理，做好记录	□是	□否
9.病情持续不缓解并加重时，立即住院观察及治疗	□是	□否

第四节　儿科系统疾病并发症管理风险清单

一、早产儿呼吸暂停风险防范及处置清单

风险点：呼吸暂停		
风险人群：胎龄＜37周的患儿		
预防要点	完成情况	
1.病情允许，给予俯卧位或抬高头位	□是	□否
2.保持体温在36.5～37℃，相对湿度在55%～65%	□是	□否
3.避免诱发异常反射：插鼻氧管或胃管时动作轻柔，鼻饲时缓慢滴注，避免过度刺激咽喉引起反射性呼吸暂停	□是	□否
识别要点	完成情况	
4.呼吸停止时间达15～20s；或虽不到15s，但有心率减慢（＜100次/min），并出现发绀及四肢肌张力的下降	□是	□否
紧急处置要点	完成情况	
5.立即给予刺激（如托背、弹足底），必要时给予氧气吸入	□是	□否
6.用药：遵医嘱给予兴奋呼吸中枢的药物	□是	□否
7.体位：使颈部处于鼻吸气位，避免颈部过度屈伸，保持呼吸道通畅	□是	□否
8.观察生命体征、反应、肤色、血氧饱和度的变化，有异常时及时通知医生处理	□是	□否

二、早产儿坏死性小肠结肠炎风险防范及处置清单

风险点：喂养不耐受导致新生儿坏死性小肠结肠炎		
风险人群：胎龄＜37周的患儿		
预防要点	完成情况	
1.首选母乳喂养，配方奶喂养时禁忌高渗喂养	□是	□否
2.喂奶前确认无腹胀、腹部无触痛	□是	□否
3.留置胃管时，喂奶前回抽胃残留，评估胃残留的量和性质，如＞3h喂养容量的50%为异常，及时告知医生处理	□是	□否
4.加奶的速度不超过20mL/（kg·d），禁忌快速过量喂养	□是	□否
识别要点	完成情况	
5.典型的胃肠道症状：腹胀、呕吐、腹泻或便血等	□是	□否
6.全身非特异性症状：反应差、拒食、呼吸暂停、心动过缓、嗜睡等	□是	□否
紧急处置要点	完成情况	
7.喂养：遵医嘱禁食	□是	□否
8.胃肠减压：有效负压吸引，保证管路通畅及固定，记录引流液的颜色及性状	□是	□否
9.用药：建立静脉通路，遵医嘱给予静脉营养及抗生素治疗	□是	□否
10.观察呕吐物及排泄物的次数、性状、颜色及量，注意腹胀的变化及有无脱水的表现	□是	□否
11.做好口腔、臀部的皮肤护理	□是	□否

三、早产儿窒息风险防范及处置清单

风险点：呛奶、呕吐引起窒息		
风险人群：胎龄＜37周的患儿		
预防要点	完成情况	
1. 喂奶时抬高上半身，头偏向一侧，喂奶后取头高右侧卧位	□是	□否
识别要点	完成情况	
2. 轻度：皮肤青紫、呼吸浅而不规则、心音慢而有力、肌张力正常或增高	□是	□否
3. 重度：皮肤苍白、呼吸无或微弱、心音慢而无力、肌张力降低或消失	□是	□否
紧急处置要点	完成情况	
4. 立即清理呼吸道，吸净口、咽、鼻腔内的分泌物	□是	□否
5. 畅通呼吸道，给予鼻吸气体位	□是	□否
6. 建立呼吸：托背、弹足底，必要时给予正压通气	□是	□否
7. 观察患儿的反应、肤色、呼吸、心率、血氧饱和度的变化，尤其在进奶后30min内，观察有无呕吐	□是	□否

四、新生儿窒息风险防范及处置清单

风险点：新生儿窒息		
风险人群：巨大儿、胎儿窘迫、肩难产儿、早产儿等		
预防要点	完成情况	
1. 评估胎儿大小及胎方位（测量宫高、腹围或查看B超结果进行计算）	□是	□否
2. 潜伏期每1～2h听胎心1次；活跃期每30min听胎心1次；第二产程每5～10min听胎心1次	□是	□否
识别要点	完成情况	
3. 皮肤青紫或苍白；心跳不规则，心率减慢；呼吸浅表或不规律，甚至无呼吸；肌张力降低；喉反射消失	□是	□否
紧急处置要点	完成情况	
4. 出现胎儿窘迫时，改变体位，报告医生，遵医嘱吸氧	□是	□否
5. 发生新生儿窒息时，摆正体位，保持新生儿呼吸道通畅，清理口、鼻腔内的分泌物，保暖，及时通知儿科医生到场，并配合医生进行新生儿窒息复苏	□是	□否

五、新生儿黄疸风险防范及处置清单

风险点：胆红素脑病		
风险人群：早产儿		
预防要点	完成情况	
1. 及时治疗窒息、低血糖、酸中毒和感染	□是	□否
2. 保暖，维持体温稳定，供给足够的营养	□是	□否
3. 根据病情及时采取换血、光疗、输注白蛋白等各种措施	□是	□否
4. 避免输注高渗性药物，不使用引起溶血或抑制肝酶的药物	□是	□否

识别要点	完成情况	
5. 反应低下、肌张力下降、吸吮力弱（警告期）	□是	□否
6. 肌张力增高、发热、抽搐、呼吸不规则（痉挛期）	□是	□否
紧急处置要点	完成情况	
7. 定期监测血清胆红素，判断其发展速度	□是	□否
8. 观察皮肤黏膜、巩膜的色泽，黄疸的范围、部位、程度，如有异常，及时报告医生，对症处理	□是	□否
9. 观察神经系统表现，出现拒食、嗜睡、肌张力下降等早期表现时及时报告医生处理	□是	□否
10. 避免高渗性药物快速输入，防止血脑屏障的暂时开放	□是	□否

六、婴幼儿心脏术后误吸风险防范及处置清单

风险点：婴幼儿心脏术后误吸致患儿死亡		
风险人群：心脏手术后的婴幼儿		
预防要点	完成情况	
1. 手术后回无陪护病房时与麻醉医生交接：呼吸机呼吸频率、潮气量、气管插管深度；听诊双肺呼吸音；观察胸廓有起伏、腹部无胀气。根据病情尽早拔管	□是	□否
2. 控制液体入量，全天液体入量为维持量的 $1/2 \sim 2/3$［维持量：体重 $< 10kg$，$100mL/（kg \cdot d）$；体重 $10 \sim 20kg$，$1000mL+50mL/（kg \cdot d）$；体重 $> 20kg$，$1500mL+25mL/（kg \cdot d）$］	□是	□否
3. 管饲前回抽胃内容物，残留量 $> 100mL$ 或超过上次奶量 1/3，延长管饲间隔时间或停喂一次。进食 30min 内竖抱拍背或半卧位，禁止吸痰	□是	□否
4. 禁止患儿进食坚果、果冻、排骨等食物	□是	□否
5. 保持排便通畅，必要时遵医嘱给予开塞露灌肠	□是	□否
识别要点	完成情况	
6. 患儿突发哭闹、呼吸困难伴血氧饱和度下降，严重者呼吸心搏骤停	□是	□否
紧急处置要点	完成情况	
7. 发生呕吐时将患儿头偏向一侧；负压吸引口鼻及呼吸道分泌物；迅速通知医生，协助抢救	□是	□否
8. 吸氧，如出现呼吸心搏骤停，立即行心肺复苏	□是	□否
9. 建立静脉通路，遵医嘱用药，做好护理记录	□是	□否

七、婴幼儿腹泻风险防范及处置清单

风险点：水、电解质和酸碱平衡紊乱		
风险人群：婴幼儿		
预防要点	完成情况	
1. 合理喂养，提倡母乳喂养，逐步添加换乳期食物	□是	□否
2. 注意饮食卫生，做好手卫生	□是	□否

续表

3. 防止受凉或过热，预防感染	□是　　□否
识别要点	完成情况
4. 出现精神萎靡、前囟眼眶凹陷、哭时少泪或无泪、尿量减少和肢端稍凉等脱水的表现	□是　　□否
5. 出现嗜睡、烦躁不安、呼吸深长、口唇樱桃红等酸中毒的表现	□是　　□否
6. 出现全身无力、腹胀、心肌收缩无力、多饮多尿等低钾血症的表现	□是　　□否
紧急处置要点	完成情况
7. 饮食：调整饮食，暂停辅食；母乳喂养者继续母乳，人工喂养者可将牛奶稀释或减少喂奶次数；无须禁食，呕吐频繁者可暂时禁食4～6h，但不能禁水，好转后继续喂食，由少到多。低钾血症患儿进食含钾丰富的食物	□是　　□否
8. 用药：正确、及时执行液体疗法。三先后：先盐后糖、先浓后淡、先快后慢。三补：见酸补碱、见尿补钾、见惊补钙	□是　　□否
9. 保持皮肤完整性。注意会阴部的清洁，预防上行性尿路感染	□是　　□否
10. 观察 （1）患儿意识、体温、脉搏、呼吸、血压、皮肤弹性、尿量、末梢循环 （2）大便性状，记录排便次数、颜色、气味、量	□是　　□否

八、小儿脑炎并发症风险防范及处置清单

风险点：颅内压增升高	
风险人群：婴幼儿	
预防要点	完成情况
1. 保持环境和患儿安静，避免患儿躁动及剧烈咳嗽，护理操作轻柔并尽量集中进行	□是　　□否
识别要点	完成情况
2. 患儿出现剧烈头痛（婴幼儿表现为烦躁不安、尖叫、拍打头部）、喷射性呕吐、意识改变或有颅内压升高的眼征（复视、落日眼、视觉模糊、偏盲甚至失明）或头部体征（前囟紧张、隆起、失去正常搏动、颅缝裂开）	□是　　□否
3. 患儿出现惊厥、意识障碍、瞳孔改变（包括大小，是否等大等圆，对光反射是否正常）	□是　　□否
4. 若患儿意识障碍加深或频发惊厥；瞳孔先缩小后扩大或不等大等圆，对光反射减弱或消失；呼吸节律改变甚至呼吸骤停，警惕脑疝的发生	□是　　□否
紧急处置要点	完成情况
5. 体位：抬高床头30°，使头部处于正中位。疑有脑疝时以平卧为宜。频繁呕吐的患儿应头偏向一侧。及时报告医生，配合抢救处理	□是　　□否
6. 气道管理：保持呼吸道通畅，防止误吸，及时清除呼吸道分泌物	□是　　□否
7. 预防受伤：惊厥发作时参照小儿惊厥清单	□是　　□否
8. 观察：监测意识、瞳孔、生命体征及肌张力改变，有血压升高、脉搏变慢、呼吸变慢且不规则等颅内压急剧升高征象时，立即通知医生处理	□是　　□否
9. 如患儿病情无缓解或持续加重，出现惊厥、意识障碍及脑疝等，转PICU治疗	□是　　□否

九、小儿惊厥并发症风险防范及处置清单

风险点：惊厥引起误吸、受伤和呼吸抑制		
风险人群：婴幼儿		
预防要点	完成情况	
1. 对有惊厥史的患儿积极治疗惊厥病因，预防惊厥复发	□是	□否
2. 指导患儿加强营养，适当锻炼，提高抵抗力，避免感冒，避免交叉感染	□是	□否
3. 指导患儿及家长避免惊厥的诱因，如闪烁的灯光、睡眠不足、活动过度等	□是	□否
识别要点	完成情况	
4. 全身肌肉或者局部肌群出现强直、阵挛性抽动，伴意识障碍	□是	□否
5. 不典型表现：凝视、斜视、眨眼运动；面肌抽动似咀嚼、吸吮动作；单一肢体震颤、固定；四肢踩踏板或划船样运动；失神或呼吸暂停发作等	□是	□否
紧急处置要点	完成情况	
6. 防止误吸：发作时平卧，头偏向一侧（呕吐者可侧卧），解开衣领，及时清除口鼻腔内的分泌物及呕吐物，必要时给氧。惊厥停止后自主呼吸无恢复，应实施人工呼吸，备好吸痰器、气管插管用物等急救物品	□是	□否
7. 用药：惊厥超过 5min，遵医嘱给予止惊药物，静脉注射地西泮，每次 0.3～0.5mg/kg，注射不超过每分钟 2mg，禁止从莫菲管注入，注射地西泮时医生必须在场，过量可引起血压下降和呼吸抑制	□是	□否
8. 防意外伤害：就地抢救，专人守护，使用床档，移开周围可能伤害患儿的物品。惊厥发作未超过 5min，可任其自行停止。勿移动患儿或强力按压及约束患儿肢体，不可将物品塞入患儿口中或强力撬开紧闭的牙关，忌掐人中	□是	□否

十、小儿心力衰竭并发症风险防范及处置清单

风险点：心力衰竭导致心搏骤停		
风险人群：肺部感染患儿、心脏疾病患儿		
预防要点	完成情况	
1. 积极治疗原发病，改善心脏功能	□是	□否
2. 合理喂养，少量多餐，防止过饱，吸吮困难者采用鼻饲。年长儿避免便秘及用力排便	□是	□否
3. 根据病情适当安排患儿休息，避免情绪激动和过度活动	□是	□否
识别要点	完成情况	
4. 年长儿 （1）心排出量不足：乏力、多汗、食欲减退、心率快、呼吸浅快 （2）体循环淤血：颈静脉怒张，肝脾大，压痛，尿少和水肿 （3）肺静脉淤血：呼吸困难、气促、咳嗽、端坐呼吸、奔马律	□是	□否
5. 婴幼儿：呼吸浅快、频率可达 50～100 次 /min，喂养困难，烦躁多汗，哭声弱，体重增长缓慢，肝脏进行性肿大，颜面及眼睑部水肿，严重时鼻唇三角区青紫	□是	□否
紧急处置要点	完成情况	
6. 保持安静，集中护理操作，避免患儿烦躁、哭闹，抬高床头 30°～45°	□是	□否
7. 对有呼吸困难、口唇发绀等缺氧表现的患儿，应及早给氧	□是	□否

8. 控制水钠入量，严格控制输液速度 < 5mL/（kg·h），遵医嘱用药，记录 24h 液体出入量，每日定时测量体重	□是　　□否
9. 观察血压、心律、心率、心音、皮肤颜色、末梢循环、呼吸状况、血氧饱和度、呼吸音等	□是　　□否
10. 使用洋地黄类药物时观察有无中毒反应，每次用药前测量脉搏，必要时听心率。如年长儿 < 60 次 /min，儿童 < 80 次 /min，婴幼儿 < 90 次 /min，需暂停用药并报告医生	□是　　□否

十一、小儿肺炎致呼吸衰竭风险防范及处置清单

风险点：呼吸衰竭	
风险人群：婴幼儿、低出生体重儿及合并营养不良、维生素 D 缺乏性佝偻病、先天性心脏病并发肺炎的患儿	
预防要点	完成情况
1. 改善肺通气和肺换气	□是　　□否
2. 各项护理操作集中进行，减少刺激，降低机体耗氧量	□是　　□否
识别要点	完成情况
3. 患儿 PaO_2 < 60mmHg 和（或）$PaCO_2$ > 50mmHg，出现呼吸节律及频率的变化、呼吸困难等	□是　　□否
紧急处置要点	完成情况
4. 抬高床头或取半坐卧位，立即报告医生	□是　　□否
5. 吸氧：遵医嘱给予氧气吸入，观察及评估用氧效果	□是　　□否
6. 气道管理：及时清理呼吸道，保持呼吸道通畅，防止窒息	□是　　□否
7. 观察呼吸节律和频率、心率、心律、血压、血氧饱和度、意识、皮肤颜色、末梢循环等	□是　　□否
8. 如病情持续不缓解并加重，行机械通气，立即联系并转入 PICU 治疗	□是　　□否

十二、小儿肺炎致心力衰竭风险防范及处置清单

风险点：心力衰竭	
风险人群：婴幼儿、低出生体重儿及合并营养不良、维生素 D 缺乏性佝偻病、先天性心脏病并发肺炎的患儿	
预防要点	完成情况
1. 多休息，避免情绪激动和过度活动，操作尽量集中进行	□是　　□否
2. 控制水钠入量，每日钠盐不超过 0.5 ~ 1g，每日水分摄入量为 50 ~ 60mL/kg。遵医嘱控制输液速度，输液速度 < 5mL/（kg·h）	□是　　□否
3. 积极处理感染、少尿等诱因	□是　　□否
识别要点	完成情况
4. 患儿呼吸困难加重，呼吸突然增快，超过 60 次 /min；心率突然增快，超过 180 次 /min，与体温升高和呼吸困难不相称；心音低钝、奔马律；骤发极度烦躁不安、面色苍白或发灰，指（趾）甲微血管充血时间延长；肝脏迅速增大；尿少或无尿和下肢肿胀	□是　　□否

紧急处置要点	完成情况	
5. 嘱患儿卧床休息，取平卧位或半卧位，减少活动，立即报告医生	□是	□否
6. 对有烦躁、口唇发绀等缺氧表现的患儿应及早给氧	□是	□否
7. 使用洋地黄类药物时观察有无中毒反应，年长儿心率＜70次/min，婴幼儿心率＜90次/min，需暂停用药并报告医生	□是	□否
8. 每2～4h或按需评估心律、心率、心音、血压、皮肤颜色、末梢循环等，评估呼吸状况、血氧饱和度等，记录24h液体出入量	□是	□否

十三、小儿哮喘风险防范及处置清单

风险点：哮喘持续状态、急性呼吸衰竭		
风险人群：遗传过敏体质的患儿		
预防要点	完成情况	
1. 避免接触变应原，如尘螨、蟑螂、花粉、真菌、异体蛋白、阿司匹林等	□是	□否
2. 避免呼吸道感染、运动引起过度通气、过度情绪激动	□是	□否
3. 避免吸入寒冷、干燥的空气，避免被动吸烟等	□是	□否
识别要点	完成情况	
4. 烦躁不安，面色苍白，鼻翼扇动，口唇及甲床发绀，呼吸困难，甚至大汗淋漓，被迫采取坐位，可见桶状胸、三凹征，同时颈静脉显著怒张	□是	□否
5. 合理应用缓解药物后仍严重或进行性呼吸困难；双肺几乎听不到呼吸音；随着病情变化，患儿由呼吸严重困难的挣扎状态转为软弱无力	□是	□否
紧急处置要点	完成情况	
6. 取坐位或半卧位，双腿下垂，指导患儿保持情绪稳定。立即报告医生	□是	□否
7. 鼻导管或面罩给氧，定时血气分析，保持 PaO_2 在 70～90mmHg	□是	□否
8. 用药：遵医嘱给予支气管扩张剂和糖皮质激素，雾化吸入，对感染者给予抗生素，观察疗效及副作用	□是	□否
9. 气道管理：保持呼吸道通畅，及时清除呼吸道分泌物。鼓励患儿做深而慢的呼吸运动	□是	□否
10. 观察：监测生命体征，注意呼吸困难的表现及病情变化，若出现发绀、大汗、心率增快、血压下降、呼吸音减弱等表现，立即报告医生	□是	□否
11. 如病情无缓解，呼吸困难持续加重，立即联系并转入 PICU 治疗	□是	□否

十四、小儿急性胰腺炎风险防范及处置清单

风险点：腹腔感染、休克		
风险人群：有病毒感染史患儿、腹部钝挫伤患儿、胰胆管系统先天畸形者		
预防要点	完成情况	
1. 患儿避免取平卧位，保持相对静止状态	□是	□否
2. 保持排便通畅，避免用力排便	□是	□否

识别要点	完成情况	
3. 出现恶心、呕吐、血压下降、意识不清、腰腹部青紫色瘀斑	□是	□否
紧急处置要点	完成情况	
4. 遵医嘱给予芒硝外敷、灌肠处理	□是	□否
5. 妥善固定胃肠减压管，观察引流是否通畅及引流液的颜色、性状、量	□是	□否
6. 体位：弯腰屈膝卧位，减轻腹痛	□是	□否
7. 建立静脉通路，纠正水电解质紊乱	□是	□否

十五、儿童气道异物风险防范及处置清单

风险点：轻度、重度气道梗阻		
风险人群：婴幼儿		
（一）轻度梗阻		
预防要点	完成情况	
1. 避免儿童养成口内含物的习惯	□是	□否
2. 小于3岁儿童应尽量少吃坚果、豆类	□是	□否
识别要点	完成情况	
3. 良好的气体交换	□是	□否
4. 能够用力咳嗽	□是	□否
5. 咳嗽时可能有哮鸣音	□是	□否
紧急处置要点	完成情况	
6. 有良好的气体交换，鼓励患儿继续咳嗽	□是	□否
7. 不干扰患儿自行解除梗阻，但要监测患儿情况	□是	□否
8. 轻度梗阻持续加重，应启动应急反应系统	□是	□否
（二）重度梗阻		
预防要点	完成情况	
1. 避免儿童养成口内含物的习惯	□是	□否
2. 小于3岁儿童应尽量少吃坚果、豆类	□是	□否
识别要点	完成情况	
3. 用拇指和手指抓住自己的喉部	□是	□否
4. 无法说话或哭喊	□是	□否
5. 气体交换不良或无气体交换	□是	□否
6. 微弱、无力的咳嗽或者完全没有咳嗽	□是	□否
7. 吸气时出现尖锐的噪音或者完全没有噪音，呼吸困难加重，可能出现发绀	□是	□否
紧急处置要点	完成情况	
8. 如患儿不能说话，立即用海姆立克法解除窒息	□是	□否
9. 失去反应时呼叫帮助，派人增援，启动应急反应系统	□是	□否
10. 立即心肺复苏	□是	□否
11. 每次开放气道，要查找异物，能看见时用手取出；未发现异物，继续心肺复苏	□是	□否

第五节　五官科及其他系统疾病并发症管理风险清单

一、青光眼大发作风险防范及处置清单

风险点：青光眼大发作造成剧烈的身心不适，产生不可逆的视神经损伤，甚至视力丧失		
风险人群：急性闭角型青光眼患者		
预防要点	完成情况	
1. 避免在暗室停留时间过长，避免长时间阅读、情绪激动、疲劳	□是	□否
2. 局部或全身应用糖皮质激素、抗胆碱药物时，监测患者眼部及全身反应	□是	□否
3. 避免一次饮水量超 300mL	□是	□否
4. 遵医嘱使用降眼压药物治疗	□是	□否
识别要点	完成情况	
5. 突然发作的剧烈眼胀、眼痛、视力下降等眼部症状及头痛、恶心、呕吐等全身症状	□是	□否
紧急处置要点	完成情况	
6. 妥善安置患者，预防跌倒 / 坠床等意外事件发生，立即报告医生，组织抢救	□是	□否
7. 静脉用药：静脉滴注 20% 甘露醇 250mL，滴速为 100 ～ 120 滴 /min	□是	□否
8. 口服用药：醋甲唑胺片 50mg 口服（磺胺过敏史患者禁用）	□是	□否
9. 眼局部治疗：遵医嘱使用噻吗洛尔眼药水、毛果芸香碱眼药水滴眼（哮喘者禁用）	□是	□否
10. 监测眼压，观察药物的疗效和副作用，观察患者眼胀、眼痛、头痛、恶心、呕吐等症状是否好转	□是	□否
11. 若眼压仍不能控制，配合医生行前房穿刺放液术	□是	□否

二、眼内炎风险防范及处置清单

风险点：视功能损伤、失明		
风险人群：眼科术后患者、眼外伤患者、血源感染患者、免疫功能抑制患者		
预防要点	完成情况	
1. 保持手卫生及眼部清洁	□是	□否
2. 术前 3d 用抗生素眼药水滴眼，4 次 /d，严格遵守无菌操作原则；术前 1d，对术眼冲洗泪道、剪睫毛、清洁；手术当天冲洗结膜囊；术后关注患者切口渗漏、破裂等情况，并对症处理	□是	□否
识别要点	完成情况	
3. 视力下降、畏光、流泪、眼红、眼痛，病情逐渐加重，检查可见结膜不同程度充血、水肿、角膜水肿、前房积脓、玻璃体不同程度浑浊等	□是	□否
紧急处置要点	完成情况	
4. 接触隔离：用物专用，单间隔离或同疾病患者安置在同一房间	□是	□否
5. 遵医嘱用药	□是	□否
6. 观察患者生命体征变化，给予对症处理	□是	□否
7. 若药物治疗效果欠佳，应尽早手术治疗	□是	□否

三、旋转性眩晕风险防范及处置清单

风险点：旋转性眩晕致恶心、呕吐		
风险人群：外伤或加速运动伤患者、中耳手术后患者、酗酒者、年老或骨质疏松者		
预防要点	完成情况	
1. 养成不酗酒、不抽烟、少熬夜的健康生活方式	□是	□否
2. 积极治疗耳部原发病	□是	□否
3. 积极治疗动脉粥样硬化和骨质疏松，纠正钙代谢异常	□是	□否
4. 清淡饮食，少食辛辣刺激性食物	□是	□否
识别要点	完成情况	
5. 头位发生变化时，出现旋转性眩晕，伴眼球震颤、恶心、呕吐	□是	□否
紧急处置要点	完成情况	
6. 避免诱发眩晕（如突然仰头或翻身）	□是	□否
7. 避免头部外伤或头部加速运动	□是	□否
8. 用药：抗眩晕药物，降低前庭神经的兴奋性	□是	□否
9. 体位：耳石复位后抬高床头45°，半个月内避免剧烈运动（低头摇头、跳跃）	□是	□否

四、鼻出血并发症风险防范及处置清单

风险点：鼻出血致失血性休克		
风险人群：鼻腔大量出血者		
预防要点	完成情况	
1. 儿童及青少年勿养成挖鼻习惯。老年患者控制血压，避免情绪激动	□是	□否
2. 防止鼻外伤	□是	□否
3. 积极处理鼻腔原发病	□是	□否
识别要点	完成情况	
4. 鼻腔大量出血、面色苍白、冷汗、心率增快、呼吸急促、血压持续下降、四肢湿冷、意识淡漠或模糊	□是	□否
紧急处置要点	完成情况	
5. 体位：突发鼻出血时，取半卧位，出血量大致休克时取仰卧中凹位	□是	□否
6. 止血：准备鼻腔止血用物、材料，配合医生在鼻内镜下查找出血点并止血	□是	□否
7. 开通1～2条静脉通路，遵医嘱用药	□是	□否
8. 监测心率、血压变化，观察皮肤温度	□是	□否
9. 遵医嘱急查血型、输血前八项、交叉配血试验，必要时遵医嘱输血	□是	□否

五、扁桃体炎并发症风险防范及处置清单

风险点：气道阻塞致呼吸困难	
风险人群：急性扁桃体炎或慢性扁桃体炎急性发作患者、糖尿病患者、免疫系统疾病患者、吸烟者	

预防要点	完成情况	
1. 不酗酒、不吸烟，保持良好的口腔卫生，及时治疗口腔感染	□是	□否
2. 平时加强锻炼，保证充足睡眠，增强机体抵抗力	□是	□否
3. 多饮水，少食辛辣刺激性食物	□是	□否
4. 糖尿病患者注意控制血糖	□是	□否
识别要点	完成情况	
5. 发热、乏力、咽喉疼痛、吞咽困难、张口受限，严重时可出现呼吸困难	□是	□否
紧急处置要点	完成情况	
6. 呼吸困难者立即取半卧位，吸氧，心电监护	□是	□否
7. 脓肿形成后穿刺抽脓、切开引流	□是	□否
8. 建立静脉通路，遵医嘱给予抗菌药物和糖皮质激素，静脉滴注	□是	□否
9. 监测体温、心率、血压变化，观察呼吸情况	□是	□否
10. 指导患者休息，少说话	□是	□否

六、急性喉梗阻风险防范及处置清单

风险点：喉梗阻致呼吸困难、窒息		
风险人群：急性喉炎、急性会厌炎、咽后脓肿、喉部挫伤、切割伤、烧灼伤、高热蒸汽吸入或毒气吸入、气管异物引起喉痉挛、药物过敏性反应、喉血管神经性水肿、先天性喉蹼、喉瘢痕狭窄、双侧声带外展瘫痪等患者		
预防要点	完成情况	
1. 家长不要给儿童吃豆类、花生、瓜子等食物，防止异物吸入	□是	□否
2. 加强锻炼，增强免疫力，防止呼吸道感染	□是	□否
3. 积极治疗原发病，有药物、花粉、食物过敏史者应避免与变应原接触	□是	□否
4. 避免喉外伤	□是	□否
识别要点	完成情况	
5. 吸气性呼吸困难、吸气期喉鸣、吸气期软组织凹陷、声音嘶哑、缺氧并逐渐加重	□是	□否
紧急处置要点	完成情况	
6. 给予氧气吸入；准备急救物品，做好紧急气管插管或气管切开的准备	□是	□否
7. 观察意识水平及生命体征，尤其是呼吸和血氧饱和度情况；有无三凹征；有无吸气期喉鸣；有无声音嘶哑、缺氧症状	□是	□否
8. 因异物导致喉梗阻者，立即行海姆立克法急救，呼救，送手术室	□是	□否
9. 遵医嘱立即给予消炎药物、糖皮质激素、止血药物等	□是	□否
10. 根据病情急查血型、备血，做好清创手术准备	□是	□否
11. 协助取半坐卧位，嘱患者少说话，减少耗氧。小儿避免哭闹	□是	□否
12. 进食清淡、高蛋白食物。拟急诊手术者按要求禁食、禁饮	□是	□否

七、急性会厌炎并发症风险防范及处置清单

风险点：呼吸困难致窒息		
风险人群：身体抵抗力低下、喉部创伤、喉部异物、进食刺激性食物、吸入有害气体、喉部放射性损伤、喉部邻近组织感染等患者		
预防要点	完成情况	
1.加强锻炼，保证充足睡眠，增强机体抵抗力	□是	□否
2.易发生严重过敏的患者应避免摄入过敏食物	□是	□否
3.不进食温度过高、质硬食物	□是	□否
4.糖尿病患者注意控制血糖	□是	□否
5.积极治疗咽喉部急性炎症，防止感染蔓延	□是	□否
识别要点	完成情况	
6.咽喉疼痛、吞咽困难、说话含混不清，严重时可出现吸入性呼吸困难	□是	□否
紧急处置要点	完成情况	
7.评估患者呼吸形态，呼吸困难者立即取半卧位，吸氧，心电监护	□是	□否
8.需行气管切开的患者，配合医生做手术准备	□是	□否
9.建立静脉通路，遵医嘱给予抗菌药物和糖皮质激素，静脉滴注	□是	□否
10.遵医嘱，给予激素雾化吸入	□是	□否
11.指导患者休息，少说话，减少耗氧	□是	□否

八、气道异物风险防范及处置清单

风险点：异物吸入气道导致呼吸困难、窒息		
风险人群：儿童、老年人、全身麻醉及昏迷患者、精神疾病患者		
预防要点	完成情况	
1.家长正确引导，做好幼儿玩具与食物的监管	□是	□否
2.全身麻醉及昏迷患者，取下义齿	□是	□否
3.进食时养成良好生活习惯，避免误吸	□是	□否
识别要点	完成情况	
4.急促呛咳、憋气、呼吸困难、面色发绀、声嘶	□是	□否
紧急处置要点	完成情况	
5.呼吸困难者立即取半卧位，吸氧，心电监护	□是	□否
6.建立静脉通路，遵医嘱给予抗菌药物和糖皮质激素，静脉滴注	□是	□否
7.安抚患者，嘱其少说话，避免哭闹，减少耗氧	□是	□否
8.协助医生做好急诊手术准备	□是	□否

九、丹毒并发症风险防范及处置清单

风险点：血栓性静脉炎、脓毒血症、感染性休克，甚至死亡
风险人群：皮炎、湿疹、手足癣、脚气伴局部皮肤破溃的患者

续表

预防要点	完成情况	
1.注意个人卫生，鞋袜要常清洗、暴晒，不与他人混穿，预防交叉感染	□是	□否
2.积极治疗脚气、皮炎等原发病，保持皮肤完整，如皮肤破损，要及时消毒处理，勿抓挠	□是	□否
识别要点	完成情况	
3.小腿和面部的局部皮肤出现边界清楚的水疱、紫癜、瘀斑、脓疱或脓肿、出现发热、水肿、压痛等全身症状	□是	□否
紧急处置要点	完成情况	
4.体位：卧床休息，抬高患肢（30°～40°）并制动，以促进血液循环，缓解肿胀，避免肢体僵直	□是	□否
5.皮肤护理：穿柔软、宽松的衣物，保持皮肤清洁干燥，避免对患肢皮肤的搔抓、碰触，以免再次感染	□是	□否
6.用药：遵医嘱使用全身抗感染药物（禁止患肢输液），药物外敷局部	□是	□否
7.观察：局部皮肤的颜色（正常、淡红、粉红、红肿）、肤温（正常、偏热、温热、灼热）及定时、定位测量肢体周径，了解肿胀情况（正常、稍肿、小腿肿胀、大小腿明显肿胀）、口腔内有无破溃（真菌感染），严重时观察患者体温、血压变化，谨防感染性休克的发生	□是	□否

十、流行性出血热并发症风险防范及处置清单

风险点：出血、低血压性休克、急性肾衰竭、死亡		
风险人群：流行性出血热患者发病后1～3d及5～8d		
预防要点	完成情况	
1.改善生活和工作环境的卫生条件，进行卫生宣传教育，灭鼠和防鼠	□是	□否
2.野外作业、疫区工作时应加强个人防护，注意个人卫生，不要用手直接接触鼠类的排泄物	□是	□否
识别要点	完成情况	
3.突发畏寒、高热；头痛、腰痛、眼眶痛（三痛）及肌肉关节酸痛；面部、颈部及上胸部皮肤潮红（皮肤"三红"），呈醉酒貌	□是	□否
4.心慌气短、头昏无力、四肢发凉、脉搏细速、意识障碍、出血倾向	□是	□否
5.少尿或无尿、面部水肿、静脉充盈、心率增快、脉搏洪大	□是	□否
紧急处置要点	完成情况	
6.休息与饮食：早期卧床休息，鼓励患者进食清淡易消化的食物，补充热量	□是	□否
7.补液：遵医嘱补液，严格控制输液量及速度，发热期每日输液1000～2000mL，预防和减少休克发生；少尿期应限制补液量，量出为入，防治高血容量和心力衰竭、肺水肿等并发症；多尿期补液量应少于出量	□是	□否
8.观察：监测体温，持续4～6d，以物理降温为主，药物降温时要监测血压变化；观察有无心慌气短、头昏乏力、四肢发凉、脉搏细速；观察尿量变化，少尿或者多尿时警惕休克、出血和肾损伤的发生	□是	□否

9. 识别重症预警：持续高热（发热超过 1 周）、严重的恶心呕吐、烦躁不安、谵妄或意识障碍、球结膜水肿等，应监测患者生命体征，尽早发现低血压性休克、呼吸衰竭和大出血，一旦出现，及时配合医生处置	□是　　□否
10. 配合抢救，预防并发症：血压下降，提示有效循环血量不足，减少搬运，建立静脉通路，快速补充血容量；尿少、电解质紊乱、出现肾衰竭者应及时遵医嘱进行血液透析治疗	□是　　□否
11. 如病情持续不缓解并加重，遵医嘱立即转入 ICU 治疗	□是　　□否

十一、急诊电击伤风险防范及处置清单

风险点：昏迷、心律失常（心室颤动）	
风险人群：婴幼儿、电力工作人员	
预防要点	完成情况
1. 定期检查家用电器线路，以防老化	□是　　□否
2. 不用手玩电源插座或绝缘不好的电灯灯头	□是　　□否
3. 当他人发生触电时，不可直接用手拉触电的人	□是　　□否
4. 雷雨天气，不要在大树下、电线杆旁或高屋墙檐下避雨	□是　　□否
识别要点	完成情况
5. 昏迷、心动过速、皮肤灼伤、抽搐、心室颤动	□是　　□否
紧急处置要点	完成情况
6. 现场切断电源，或用不导电的物体拨开电源	□是　　□否
7. 观察患者的伤势和病情变化情况	□是　　□否
8. 监测心肺功能，及时处理心律失常	□是　　□否
9. 观察尿液情况，及时补液、注意液体量和流速，控制补液量	□是　　□否
10. 观察皮肤情况，给予消毒及相应处理，抬高患肢，减少患肢的活动	□是　　□否
11. 评估患者心理状态，及时安抚	□是　　□否

十二、下肢动脉闭塞疾病并发症风险防范及处置清单

风险点：下肢皮肤溃疡、坏疽	
风险人群：下肢动脉硬化、下肢动脉炎、下肢动脉栓塞、下肢动脉外伤等导致的急性或慢性闭塞患者	
预防要点	完成情况
1. 了解下肢动脉闭塞的危险因素，如高血脂、高血压、糖尿病、吸烟，并对症处理	□是　　□否
2. 观察双下肢皮肤温度及颜色、双足背动脉搏动情况。询问患者肢体有无疼痛、感觉异常等	□是　　□否
识别要点	完成情况
3. 下肢凉、麻木、无力，间歇性跛行，严重者出现静息痛、肢体溃疡、坏疽	□是　　□否
紧急处置要点	完成情况
4. 卧床休息，根据患者情况给予适当减压工具，必要时使用皮肤保护膜和敷料来保护	□是　　□否

续表

5. 遵医嘱行抗血小板聚集治疗，疼痛者遵医嘱行止痛处理	□是	□否
6. 出现下肢皮肤溃疡、坏疽者，请换药室会诊并处理	□是	□否
7. 必要时行血管腔内成形术及外科手术治疗	□是	□否

十三、输血溶血性反应风险防范及处置清单

风险点：溶血性反应、死亡		
风险人群：输血患者		
预防要点	完成情况	
1. 护士执行申请输血医嘱时，确认患者本次住院原始血型化验单、申请医嘱、申请单上的血型一致	□是	□否
2. 抽血交叉配血时，双人共同核对医嘱，打印条形码，持贴好标签的试管至床旁核对患者姓名、性别、年龄、床号、住院号，核对无误后方可采样。一次只能采集一名患者的血交叉标本	□是	□否
3. 取血时、输血前、输血时按规定执行"三查十对"[三查指查血液有效期、血液质量（血液有无凝血块和溶血，血袋有无破损）、输血装置是否完好。十对指对床号、姓名、性别、年龄、住院号、血袋号、血剂量、血种类、血型、交叉配血试验结果。]	□是	□否
4. 血液取回后，双人核对患者本次住院的原始血型化验单及医嘱	□是	□否
5. 输血前询问有无输血过敏史和血型，对首次输血的患者需告知其血型，有疑问时需返回重新核对并再次告知患者	□是	□否
6. 输血中按规定巡视，输血前15min滴速为30～40滴/min，15min以后调至80滴/min。告知患者勿自行调节输血滴速	□是	□否
7. 输血前、输血中、输血后监测患者生命体征及面色、意识，有无寒战、高热、呼吸困难、腰痛、血红蛋白尿、少尿或无尿	□是	□否
识别要点	完成情况	
8. 寒战、高热、呼吸困难、腰痛、血红蛋白尿、溶血性黄疸等	□是	□否
紧急处置要点	完成情况	
9. 一旦发生溶血反应，立即停止输血，回抽，通知医生积极配合抢救，保留剩余血袋	□是	□否

十四、过敏性休克风险防范及处置清单

风险点：过敏引起的呼吸困难、休克、呼吸心搏骤停		
风险人群：过敏性体质者、药物过敏患者、严重哮喘患者		
预防要点	完成情况	
1. 入院时详细询问药物过敏史，做好病历及床头阳性标识	□是	□否
2. 按要求进行药物皮肤过敏试验，过敏试验前备好抗过敏药物及抢救物品，观察患者反应	□是	□否
3. 严格掌握用药原则。如需做过敏试验的药物停药超过3d，应重做过敏试验后方可用药	□是	□否
识别要点	完成情况	

4. 患者在过敏试验或药物治疗时突然发生呼吸困难、胸闷、气促、面色苍白、大汗淋漓、脉搏细弱、抽搐、大小便失禁、血压下降、意识模糊等，严重时出现意识丧失	□是	□否
紧急处置要点	完成情况	
5. 体位：立即平卧	□是	□否
6. 迅速通知医生，就地抢救，输液者更换药液及输液器，回抽针内药液	□是	□否
7. 吸氧，清理呼吸道分泌物，备好气管插管用物	□是	□否
8. 建立 2 条静脉通路，遵医嘱用药，首选药物为 0.1% 盐酸肾上腺素	□是	□否
9. 如出现心搏骤停，配合医生进行心肺复苏	□是	□否
10. 随时观察并记录生命体征、病情变化及用药情况	□是	□否
11. 必要时保留药液送药学部检验	□是	□否

十五、碘造影术后并发症风险防范及处置清单

风险点：碘造影术后患者水化不足，碘对比剂外渗		
风险人群：甲亢患者、碘过敏史患者		
预防要点	完成情况	
1. 询问既往史，严重碘过敏史及甲亢患者禁止使用碘对比剂；服用二甲双胍患者在碘造影术前、后各停药 48h；使用肾毒性药物检查前停药 24h	□是	□否
2. 合理水化：碘造影术后指导患者 24h 内饮水，饮水量为 100mL/h，保持尿量为 75 ～ 125mL/h。心功能不全者，根据病情遵医嘱适量饮水	□是	□否
3. 选择粗、直、弹性好的静脉穿刺留置针；穿刺成功后以穿刺点为中心，使用透明贴膜无张力固定留置针	□是	□否
识别要点	完成情况	
4. 碘过敏反应 （1）轻度：轻度荨麻疹、瘙痒、皮肤红斑、恶心、呕吐 （2）中度：明显荨麻疹、轻度支气管痉挛、面部 / 喉头水肿 （3）重度：低血压性休克、呼吸停止、心搏骤停	□是	□否
5. 碘对比剂外渗：根据外渗量评估 轻度：外渗量 < 20mL。中度：外渗量 20 ～ 50mL。重度：外渗量 > 50mL	□是	□否
紧急处置要点	完成情况	
6. 碘过敏反应 （1）轻度：水化后症状未缓解，遵医嘱给予异丙嗪或地塞米松 （2）中度：氧气吸入；心电监护；遵医嘱肌内注射 1：1000 肾上腺素 0.1 ～ 0.3mg、H1- 抗组胺药（如苯海拉明） （3）重度：心搏骤停者行心肺复苏；喉头水肿者行气管插管；氧气吸入；心电监护；遵医嘱肌内注射 1：1000 肾上腺素 0.5mg、H1- 抗组胺药（如苯海拉明），给予升压药物；静脉补液；必要时转 ICU	□是	□否
7. 碘对比剂外渗 （1）轻度：患肢抬高，测量外渗面积，局部酒精湿敷或者 48h 内冰敷 （2）中、重度：患肢抬高，局部涂抹多磺酸粘多糖软膏 3 次 /d，芒硝沙袋外敷。如肿胀弥漫至整个肢体，出现血运障碍，请伤口专科、骨科会诊	□是	□否

第三章

药物使用风险清单

第一节　电解质药物使用风险清单

一、50% 葡萄糖注射液使用风险清单

风险点：静脉炎、高血糖		
操作要点	完成情况	
1. 操作前查看药品的剂量、浓度、质量、效期、药品全名、用法，并双人核对	□是	□否
2. 50% 葡萄糖注射液可导致局部疼痛和静脉炎，应选用大静脉血管进行滴注，防止药物外渗	□是	□否
3. 每隔 15min 巡视 1 次，观察管路通畅情况、皮肤状态及血糖	□是	□否

二、25% 硫酸镁注射液使用风险清单

风险点：呼吸抑制、硫酸镁中毒		
操作要点	完成情况	
1. 操作前查看药品的剂量、浓度、质量、效期、药品全名、用法，并双人核对	□是	□否
2. 25% 硫酸镁注射液使用过量可引起呼吸抑制，使用过程中应监测呼吸，一旦呼吸麻痹，即刻停药，行人工呼吸，并缓慢注射钙剂来解救	□是	□否
3. 每 15min 巡视 1 次，观察呼吸、皮肤状态及管路通畅情况	□是	□否

三、10% 氯化钾注射液使用风险清单

风险点：使用不当导致高钾血症，甚至心搏骤停		
操作要点	完成情况	
1. 10% 氯化钾注射液应专柜加锁存放	□是	□否
2. 使用中严格执行"三查八对"，应特别注意浓度、剂量、用法	□是	□否
3. 严禁静脉推注	□是	□否

续表

4. 严格遵循补钾原则，不宜过早(见尿补钾 30 ～ 40mL/h)、不宜过浓(浓度不超过 0.3%)、不宜过快(成人 30 ～ 40 滴 /min，小儿酌减)、不宜过多。严重低钾时，补钾应先快后慢	□是	□否
5. 每 1 ～ 2h 巡视 1 次，输注过程中注意观察输注部位皮肤，如发现外渗、堵塞、静脉炎等，及时处理	□是	□否
6. 动态监测患者生命体征和血钾变化，并做好交接班及护理记录	□是	□否

四、钙剂注射液使用风险清单

风险点：轻者组织钙化，重者组织坏死		
操作要点	完成情况	
1. 选择静脉留置针输注	□是	□否
2. 如发生渗漏，立即停止输注，用 50% 硫酸镁湿敷	□是	□否
3. 硬结形成时涂多磺酸粘多糖、局部电磁波理疗	□是	□否
4. 应用强心苷期间禁止使用本品	□是	□否
5. 告知患者及其家属保持输液通畅、预防药物渗漏的重要性及危害性，输液过程中有任何不适，及时告知护士	□是	□否

第二节　血管活性药物使用风险清单

一、去甲肾上腺素注射液使用风险清单

风险点：引起血压及心率改变，外渗引起局部坏死		
操作要点	完成情况	
1. 双人核对医嘱：去甲肾上腺素的剂量、用法、有效期等，使用微量泵输注	□是	□否
2. 使用 5% 葡萄糖注射液或 5% 葡萄糖氯化钠注射液稀释，稀释的溶液在室温下最多避光储存 24h	□是	□否
3. 建议选择中心静脉导管或单独的留置针静脉通路输注，如外渗可导致局部组织坏死	□是	□否
4. 用药过程中动态监测血压，持续用药时，采用双泵持续不中断用药	□是	□否
5. 观察穿刺点局部有无渗漏	□是	□否
6. 外渗后紧急处理： (1)记录渗漏面积，尽快使用 10 ～ 15mL 含 5 ～ 10mg 甲磺酸酚妥拉明的 0.9% 氯化钠注射液行局部封闭 (2)局部用 25% 硫酸镁湿敷，每班交接，必要时请会诊	□是	□否

二、多巴胺注射液使用风险清单

风险点：引起血压及心率改变，外渗引起局部坏死		
操作要点	完成情况	
1.符合用药指征，如心肌梗死、创伤、内毒素败血症、心脏手术、肾功能衰竭、充血性心力衰竭等引起的休克综合征，洋地黄和利尿剂无效的心功能不全等	□是	□否
2.建立单独静脉通路，宜用中心静脉导管，不宜选用头皮静脉，确定在血管内后方可输注。双人核对给药剂量及泵速，用红色输液卡及红色标签警示	□是	□否
3.观察穿刺部位有无外渗或发白，如有异常，及时处理	□是	□否
4.监测血压及心率，持续用药时，采用双泵持续不中断用药	□是	□否
5.用药结束后，先继续用冲管液以相同的速度冲管，再封管	□是	□否

第三节 抗栓药物使用风险清单

一、华法林钠片使用风险清单

风险点：出血		
操作要点	完成情况	
1.符合用药指征，如需长期持续抗凝的患者：治疗血栓栓塞性疾病、预防静脉血栓形成等	□是	□否
2.双人核对剂量、用法，指导患者按时服药	□是	□否
3.观察出血症状：口腔黏膜、鼻腔、皮下出血及大便隐血、血尿等	□是	□否

二、纤溶酶注射液使用风险清单

风险点：内脏出血		
操作要点	完成情况	
1.溶栓药物配制剂量准确，经双人核对，确认无误后，用微量泵泵入或静脉滴注给药	□是	□否
2.使用纤溶酶期间，监测患者血小板和血压（血小板 $< 80 \times 10^9$/L 时应停药观察，严重高血压患者血压应控制在 180/110mmHg 以下方能使用），关注凝血四项结果	□是	□否
3.每班观察患者介入手术穿刺点出血情况，有无血尿、便血、呕血、腹膜后疼痛等症状	□是	□否
4.一旦出现异常，立即停药，报告医生	□是	□否

三、尿激酶注射液使用风险清单

风险点：出血倾向、血栓脱落、过敏、发热等		
操作要点	完成情况	
1. 有溶栓指征者，医生与患者沟通并签署知情同意书	□是	□否
2. 尿激酶配制剂量准确，遵医嘱泵入或严格按照管腔容积行导管内溶栓	□是	□否
3. 监测生命体征，观察有无肺栓塞、皮肤或黏膜的瘀斑、紫癜、出血等不良反应	□是	□否
4. 静脉给药时，要求穿刺一次成功，避免局部出血或血肿	□是	□否
5. 动脉穿刺给药完毕，在穿刺局部按压至少20min，并用无菌绷带和敷料加压包扎，避免出血	□是	□否
6. 溶栓完毕，先回抽导管，判断通路是否畅通	□是	□否

四、低分子肝素使用风险清单

风险点：出血		
操作要点	完成情况	
1. 符合用药指征，如预防或治疗血栓栓塞性疾病等	□是	□否
2. 使用前查看血红蛋白及凝血功能	□是	□否
3. 通常注射部位为腹壁的外侧，左右交替注射，严禁肌内注射	□是	□否
4. 用药期间关注凝血功能，观察有无出血症状，如牙龈出血、皮肤黏膜发绀、大便呈黑色、呕吐物呈咖啡色等	□是	□否
5. 拔针后按压 5～10min，依据凝血功能酌情延长按压时间。如为预充式低分子肝素皮下注射制剂则无须按压；如有注射点出血或渗液，以注射点为中心，垂直向下按压 3～5min	□是	□否

第四节 抗肿瘤药物使用风险清单

一、盐酸伊立替康注射液使用风险清单

风险点：使用伊立替康 24h 后发生迟发顽固性腹泻		
操作要点	完成情况	
1. 对使用伊立替康的患者行健康宣教：停用所有含乳糖、乙醇的食物和高渗性食物，停止进食果汁、乳制品、新鲜水果和蔬菜。宣教重点：用药24h后出现第一次稀便时立即告知医生	□是	□否
2. 开立盐酸洛哌丁胺备用	□是	□否

3. 本品静脉滴注时间为 30 ～ 90min	□是	□否
4. 使用伊立替康 24h 后出现腹泻或发热，及时告知医生对症处理	□是	□否
5. 对于迟发性腹泻，予以口服盐酸洛哌丁胺治疗：首次 4mg，以后每 2h 服用 2mg，直至腹泻停止后继续用药 12h。连续用药不超过 48h	□是	□否
6. 腹部保暖，避免按摩，保持肛周清洁，观察记录大便情况	□是	□否

二、注射用环磷酰胺使用风险清单

风险点：骨髓抑制、出血性膀胱炎		
操作要点	完成情况	
1. 符合用药指征，如女性生殖器官恶性肿瘤等	□是	□否
2. 预防性或治疗性使用止吐药物、护胃药物及糖皮质激素	□是	□否
3. 现配现用，确定在血管内后方可输注，宜用中心静脉导管	□是	□否
4. 给药前后用与溶媒相同的溶液冲管	□是	□否
5. 指导患者多饮水，病情允许情况下每日饮水量 ≥ 2000mL，保证足够尿量	□是	□否

三、注射用紫杉醇(白蛋白结合型)使用风险清单

风险点：骨髓抑制、恶心、呕吐、嗜睡、疲劳		
操作要点	完成情况	
1. 符合用药指征，如乳腺癌等	□是	□否
2. 配制方法：0.9% 生理盐水 20mL 沿药瓶内壁缓慢注入，时间 > 1min（避免直接注射到冻干粉 / 块上而形成泡沫）→将药瓶静置 5min，确保冻干粉 / 块完全浸透→轻轻摇动药瓶或缓慢上下倒置至少 2min，确保完全溶解。如产生泡沫，静止放置 15min，直至泡沫消退	□是	□否
3. 输注时间：30min 内	□是	□否
4. 禁止使用精密过滤输液器（孔径 < 15μm 的滤器）	□是	□否
5. 宣教：避免紧张情绪，勿随意调节滴速；常见不良反应为骨髓抑制、过敏反应、神经毒性（避免进行驾驶及机器操作）等，如出现呼吸困难、胸痛、发热症状，应立即告知医务人员	□是	□否
6. 一旦出现呼吸困难、低血压、胸闷等不良反应，应配合医生予以吸氧、抗过敏等治疗	□是	□否

四、盐酸表柔比星注射液使用风险清单

风险点：心脏毒性、外渗		
操作要点	完成情况	
1. 符合用药指征，如乳腺癌、肺癌、胃癌等	□是	□否
2. 仅适用于静脉内给药，采用中心静脉导管输注。特殊情况下予以外周静脉输注，应全程留守，密切观察局部有无外渗等反应	□是	□否

3.宣教：避免紧张情绪；勿随意调节滴速；常见不良反应为胃肠道反应、骨髓抑制、脱发等，如出现恶心、呕吐、腹泻、乏力、皮疹、穿刺局部疼痛等症状，应立即告知医务人员	□是 □否
4.如有恶心、呕吐，遵医嘱使用止吐药；外周静脉输注时若出现外渗，应予以局部封闭、冷敷等处理	□是 □否

五、盐酸多柔比星脂质体注射液使用风险清单

风险点：早期滴注反应，如面色潮红、气短、面部水肿、头痛、寒战、背痛、胸闷、喉咙憋胀、低血压等	
操作要点	完成情况
1.禁肌内注射和皮下注射	□是 □否
2.用5%葡萄糖注射液250mL稀释后使用	□是 □否
3.禁止使用精密过滤输液器	□是 □否
4.输注起始速度为1mg/min，如无反应，可增加滴速。如有滴注反应，遵医嘱缓慢滴注，总滴注时间在60min以上	□是 □否
5.宣教：避免紧张情绪；勿随意调节滴速；常见不良反应为心脏损害、骨髓抑制等，如出现心慌、胸闷、乏力、穿刺局部疼痛等症状，应立即告知医务人员	□是 □否
6.经外周静脉输注时出现局部刺痛、红斑等外渗迹象，立即终止输注，进行外渗处理	□是 □否

六、甲氨蝶呤注射液使用风险清单

风险点：骨髓抑制（乏力、头晕、失眠、食欲减退、发热）、溃疡性口腔炎、恶心和其他胃肠道异常	
操作要点	完成情况
1.符合用药指征，如乳腺癌、淋巴瘤、肺癌等	□是 □否
2.可采用肌内注射、静脉注射或鞘内注射给药	□是 □否
3.配制药液时尽可能使用大孔针头以减小压力	□是 □否
4.大剂量使用本品时遵医嘱使用亚叶酸钙进行解救，并充分水化、碱化尿液	□是 □否
5.宣教：避免无防护下过度接受阳光照射，防止光敏反应；常见不良反应为骨髓抑制、黏膜损伤、胃肠道损伤、肾毒性等；如出现乏力、少尿、恶心、呕吐、腹泻、腹痛、口腔黏膜溃疡等症状，立即告知医务人员	□是 □否

七、甲氨蝶呤片使用风险清单

风险点：骨髓抑制、肝肾损害、妊娠早期致畸	
操作要点	完成情况
1.符合用药指征，如类风湿关节炎等	□是 □否
2.观察不良反应：胃肠道反应、骨髓抑制、肝肾功能损害、肺部损害等	□是 □否
3.服药方法及剂量：每周定时定量服药1次，第3天、第4天补充叶酸	□是 □否

八、注射用奥沙利铂使用风险清单

风险点：四肢肢端出现刺痛、麻木、感觉异常等神经毒性反应，穿刺局部出现红肿痛等静脉炎表现		
操作要点	完成情况	
1. 评估患者病情和血管状况等，建议采用中心静脉导管输注。特殊情况下行外周静脉输注时，需告知患者风险并签署《特殊药物经外周静脉输注风险告知书》	□是	□否
2. 外周静脉输注时选择粗、直、弹性好的静脉用留置针穿刺	□是	□否
3. 用量为 85mg/m² 体表面积，溶于 5% 葡萄糖注射液 250 ～ 500mL 中，静脉滴注 2 ～ 6h	□是	□否
4. 给药前后以 5% 葡萄糖注射液冲管，输注后避免继续输注氯化钾等刺激性药物	□是	□否
5. 用药过程中至少每 30min 巡视病房 1 次	□是	□否
6. 指导患者 1 周内避免接触冰凉食物和物体、气体等，冬天建议戴手套和帽子	□是	□否
7. 穿刺局部若出现红肿痛，拔针后予以及时处理，如水胶体敷料、多磺酸粘多糖、消炎止痛膏等涂敷	□是	□否

九、盐酸吉西他滨注射液使用风险清单

风险点：骨髓抑制、胃肠道反应、肾毒性、过敏反应等		
操作要点	完成情况	
1. 0.9% 氯化钠溶液为唯一溶剂，稀释后的吉西他滨溶液不得冷藏，以防结晶析出	□是	□否
2. 严格静脉途径给药，静脉滴注 30min（滴注时间延长可增大药物毒性）	□是	□否
3. 宣教：避免紧张情绪；勿随意调节滴速；该药可引起困倦，用药后禁止驾驶和操作机器；常见不良反应为骨髓抑制、胃肠道反应、肾毒性、过敏反应等，如出现乏力、发热、头晕、皮肤瘀点瘀斑、血尿、呼吸困难等症状，应立即告知医务人员	□是	□否
4. 一旦出现严重的骨髓抑制，应做好保护性隔离，入住层流床，卧床休息，并给予升白细胞、预防感染等治疗	□是	□否

十、利妥昔单抗注射液使用风险清单

风险点：输注相关反应，如发热、寒战、抽搐、呼吸困难、荨麻疹、低血压、支气管痉挛等		
操作要点	完成情况	
1. 符合用药指征，如淋巴瘤等	□是	□否
2. 不能静脉推注。输注前预先使用抗组胺类药物（如苯海拉明）和糖皮质激素	□是	□否
3. 使用输液泵控制速度，初次滴注：起始 50mg/h，60min 后，每 30min 增加 50mg/h，直至最大速度为 400mg/h。后期滴注：起始 100 mg/h，每 30min 增加 100mg/h，直至最大速度为 400mg/h	□是	□否
4. 用药期间遵医嘱使用心电监护，监测患者生命体征及血氧饱和度的变化	□是	□否
5. 宣教：避免紧张情绪；勿随意调节滴速；常见不良反应为感染、骨髓抑制、代谢紊乱等，如出现呼吸困难、发热、头晕、乏力症状，应立即告知医务人员	□是	□否

6.出现严重呼吸困难、支气管痉挛时立即停止输注，遵医嘱对症处理，症状缓解后才能继续滴注，滴速不超过原滴速的一半。再次发生严重不良反应时遵医嘱停药	□是	□否

第五节　镇痛药物使用风险清单

一、芬太尼透皮贴剂使用风险清单

风险点：呼吸抑制、皮肤发绀、针尖样瞳孔、心动过缓、嗜睡甚至昏迷、血压下降		
操作要点	完成情况	
1.建议使用部位为前胸、后背、上肢或大腿内侧	□是	□否
2.选择清洁、干燥、无破损及少毛发的皮肤（用清水擦拭及抹干，不可用酒精）	□是	□否
3.芬太尼透皮贴剂不能被刺穿或剪开	□是	□否
4.芬太尼透皮贴剂镇痛的持续时间通常是72h	□是	□否
5.体温≥38.5℃时，询问医生是否需要撕下透皮贴剂。使用芬太尼透皮贴剂期间，告知患者及其家属使用部位避免接触热源（加热垫、电热毯、热水袋、烤灯、日照或长时间热水浴等），防止芬太尼出现热暴露导致血药浓度上升而出现不良反应	□是	□否
6.发现患者阿片类中毒症状时立即撕下透皮贴剂并通知医生，给予心电监护，开放静脉通路，遵医嘱给予纳洛酮解救	□是	□否
7.不建议使用芬太尼透皮贴剂的患者与非使用患者共用床铺或有身体亲密接触，防止出现意外接触导致的中毒	□是	□否

二、注射用帕瑞昔布钠使用风险清单

风险点：配伍禁忌		
操作要点	完成情况	
1.符合用药指征，如手术后疼痛的短期治疗等	□是	□否
2.单独输注，注意配伍禁忌：与头孢、左氧氟沙星等混合易出现沉淀，输注前后冲管（如0.9%氯化钠注射液、5%葡萄糖注射液）	□是	□否
3.现配现用，一般保存不超过12h	□是	□否

第六节　血管扩张药物使用风险清单

一、硝酸甘油注射液使用风险清单

风险点：心律失常、静脉炎		
操作要点	完成情况	
1. 符合用药指征，如心绞痛、心力衰竭等	□是	□否
2. 用药剂量：成人泵入＜20μg/min	□是	□否
3. 建立单独静脉通路（不可使用钢针），避光泵入，正确连接三通	□是	□否
4. 每30min巡视病房1次，监测血压、心率，观察输注部位	□是	□否
5. 用药结束后，先回抽剩余药液再封管	□是	□否
6. 如患者心悸不适，应立即停止或遵医嘱调节输注速度，配合医生处置。穿刺局部红肿或疼痛时，立即回抽皮下渗漏药液、拔针并更换静脉通路。外渗处用50%硫酸镁或新鲜土豆片外敷，局部可外涂多磺酸粘多糖，注意避开穿刺点	□是	□否
7. 发生低血压时立即停止泵注药物，报告医生，立即处理，对休克患者按抗休克流程予以抢救	□是	□否

二、注射用硝普钠使用风险清单

风险点：低血压、静脉炎		
操作要点	完成情况	
1. 符合用药指征，如高血压急症等	□是	□否
2. 用药剂量：成人总量＜3.5mg/kg，泵入＜10μg/（kg·min）	□是	□否
3. 建议使用中心静脉导管给药，避光输注，正确连接三通；或建议使用输液泵输注，按双泵更换流程续泵	□是	□否
4. 每30min巡视病房1次，监测血压、心率，观察输注部位	□是	□否
5. 用药结束后，先回抽剩余药液再封管	□是	□否
6. 配制好的药液保存及使用不应超过24h	□是	□否
7. 穿刺局部红肿或疼痛时，应立即回抽皮下渗漏药液、拔针并更换静脉通路。外渗处用50%硫酸镁或新鲜土豆片外敷，局部可外涂多磺酸粘多糖，注意避开穿刺点	□是	□否
8. 发生低血压时立即停止泵注药物，报告医生，立即处理，对休克患者按抗休克流程予以抢救	□是	□否

第七节　强心药物使用风险清单

一、地高辛使用风险清单

风险点：心律失常、胃纳不佳、恶心、呕吐、下腹痛、视力模糊或黄视、绿视	
操作要点	完成情况
1. 符合用药指征	□是　　□否
2. 操作前查看药品的剂量、浓度、效期、质量、效期、药品全名、用法，并双人核对	□是　　□否
3. 禁止与钙剂合用	□是　　□否
4. 用药期间观察血压、心率、心律、电解质变化及地高辛血药浓度	□是　　□否
5. 注意观察有无头痛、头晕、意识不清和精神错乱等中枢神经系统症状	□是　　□否

二、去乙酰毛花苷注射液使用风险清单

风险点：胃纳不佳、恶心、呕吐、下腹痛、心律失常（室性期前收缩最常见）、视力模糊或黄视	
操作要点	完成情况
1. 符合用药指征，如心力衰竭等	□是　　□否
2. 操作前查看药品的剂量、浓度、质量、效期、药品全名、用法，并双人核对	□是　　□否
3. 用5%葡萄糖注射液稀释，缓慢静脉推注，首剂量为0.4～0.6mg，禁止与钙剂合用，肝功能异常时应减量	□是　　□否
4. 给药期间观察血压、心率、心律、血钾变化及有无胃肠道症状，一旦心率低于60次/min，立即停药	□是　　□否
5. 做好健康宣教，告知患者及其家属输液过程中如有异常，及时报告	□是　　□否

第八节　其他药物使用风险清单

一、甘露醇注射液使用风险清单

风险点：电解质紊乱、渗透性肾病	
操作要点	完成情况
1. 严格遵医嘱使用，执行"三查八对"	□是　　□否
2. 使用前确认药物无结晶现象	□是　　□否
3. 及时评估尿量（成人维持30～50mL/h）、血压、患肢肿胀情况	□是　　□否
4. 每0.5～1h巡视1次，输注过程中注意观察输注部位皮肤，发现外渗、堵塞、静脉炎等时，及时处理	□是　　□否

二、甘油果糖注射液使用风险清单

风险点：高钠、低钾、溶血、静脉炎		
操作要点	完成情况	
1. 符合用药指征，如大面积脑梗死引起的脑水肿、颅内压升高、脑疝	□是	□否
2. 用药剂量及时间：成人 250～500mL/ 次，1～2 次 /d	□是	□否
3. 输注速度：500mL 需滴注 1～1.5h	□是	□否
4. 出现血尿、乏力等情况时，立即报告医生；穿刺点周围皮肤出现红、肿、热、痛，立即更换输液部位，予多磺酸粘多糖和复方七叶皂苷钠凝胶交叉涂抹	□是	□否

三、醋酸奥曲肽使用风险清单

风险点：血糖紊乱、药物外渗		
操作要点	完成情况	
1. 符合用药指征，如消化道出血等	□是	□否
2. 监测血糖，出现高血糖或低血糖症状时，及时通知医生对症处理	□是	□否
3. 观察穿刺部位皮肤状况，防止药物外渗	□是	□否

四、两性霉素 B 注射液使用风险清单

风险点：低钾、静脉炎、肾功能损害		
操作要点	完成情况	
1. 符合用药指征，敏感真菌所致的深部真菌感染且病情进行性发展，如隐球菌脑膜炎	□是	□否
2. 首次剂量为 0.02～0.1mg/kg，根据患者耐受情况每日或隔日增加 5mg，成人每日剂量不超过 1mg/kg	□是	□否
3. 避光缓慢滴注或静脉泵入，输注时间在 6h 以上	□是	□否
4. 出现头痛、肢体乏力、食欲不振、恶心、呕吐、少尿时，立即报告医生；穿刺点周围皮肤出现红、肿、热、痛，立即更换输液部位，予多磺酸粘多糖和复方七叶皂苷钠凝胶交叉涂抹	□是	□否

五、盐酸利托君注射液使用风险清单

风险点：心力衰竭、肺水肿、低血钙		
操作要点	完成情况	
1. 符合用药指征，如妊娠 20 周以后的早产	□是	□否
2. 用药剂量：100mg 用 5% 葡萄糖注射液 500mL（糖尿病患者使用 0.9% 氯化钠注射液）稀释后静脉泵入，5 滴 /min 开始，根据宫缩调节滴数，每 10min 增加 5 滴，最快不超过 35 滴 /min	□是	□否
3. 心电监测 4h，监测血压、心率、胎心、宫缩、宫颈扩张（根据宫缩情况而定）程度	□是	□否
4. 如出现面部潮红、心慌（心率 > 140 次 /min）、呼吸困难、抽搐等症状，立即停药并报告医生	□是	□否

六、缩宫素注射液使用风险清单

风险点：子宫破裂、胎盘早剥、胎死宫内		
操作要点	完成情况	
1. 符合用药指征的催引产	□是	□否
2. 需专人守护，静脉滴注或泵入，禁止快速静脉注射和肌内注射	□是	□否
3. 产前用药，需先建立静脉通路再用药，配制缩宫素 2.5U（10U 缩宫素 1mL+3mL 生理盐水，取 1mL）加入 0.9% 氯化钠注射液 500mL 稀释，8 滴 /min 开始，最快不超过 30 滴 /min，10min 内宫缩不超过 5 次；若无有效宫缩，增加剂量到 5U，用法同上	□是	□否
4. 观察血压（每 2h 一次）、胎心（每 30min1 次）、宫缩（手触宫缩 3 次以上）、宫口扩张（根据宫缩情况而定）及阴道分泌物情况	□是	□否
5. 如血压异常、宫缩过强、血尿、胎心异常、破膜，应立即暂停使用缩宫素并报告医生	□是	□否

七、复方托吡卡胺滴眼液使用风险清单

风险点：滴眼后瞳孔变大，视物模糊		
操作要点	完成情况	
1. 符合用药指征，如散瞳、调节麻痹	□是	□否
2. 高血压患者及疑有闭角型青光眼病史或房角狭窄者慎用	□是	□否
3. 滴眼后压迫泪囊区 2～3min，减少毒性反应	□是	□否
4. 嘱患者用药后 5～10h 避免驾驶及危险操作，防止意外发生	□是	□否
5. 观察不良反应，如过敏症状或眼压升高	□是	□否

八、胰岛素注射液使用风险清单

风险点：用药错误，低血糖致头昏、心慌、手抖，严重者出现抽搐、嗜睡、昏迷		
操作要点	完成情况	
1. 符合用药指征，如糖尿病等	□是	□否
2. 注射前询问患者进食情况，双人核对药品名称、剂量，可邀请患者参与核对，确保剂型（预混胰岛素需摇匀）、剂量准确	□是	□否
3. 注射部位皮肤无红肿硬结，一针一换，部位轮换交替	□是	□否
4. 指导患者进食时间、饮食种类、按时监测血糖	□是	□否
5. 告知患者识别低血糖反应，出现头昏、心慌、手抖等症状时，立刻食用 15g 葡萄糖（方糖 3～4 颗或果汁 150mL 或 50% 葡萄糖溶液 30mL）	□是	□否

九、胺碘酮注射液使用风险清单

风险点：低血压、静脉炎、心律失常		
操作要点	完成情况	
1. 符合用药指征，如心律失常等	□是	□否
2. 操作前查看药品的剂量、浓度、质量、效期、药品全名、用法，并双人核对	□是	□否
3. 用等渗葡萄糖注射液稀释后使用	□是	□否
4. 用药剂量：负荷量为 3mg/kg，维持量为 0.5 ～ 1.5mg/min，总量 ≤ 1200mg/d	□是	□否
5. 建议使用中心静脉导管输注，正确连接三通	□是	□否
6. 每 30min 巡视病房 1 次，监测血压、心率	□是	□否
7. 出现低血压时立即暂停输注或调节输注速度，配合医生做好处理	□是	□否
8. 告知患者及其家属保持输液通畅、预防药物渗漏的重要性，输液过程中有任何不适应及时告知护士	□是	□否
9. 穿刺局部红肿或疼痛时应立即回抽皮下渗漏药液、拔针并更换静脉通路。外渗处用 50% 硫酸镁或新鲜土豆片外敷，局部可外涂多磺酸粘多糖，注意避开穿刺点	□是	□否

十、盐酸肾上腺素注射液使用风险清单

风险点：外渗处皮肤或组织坏死		
操作要点	完成情况	
1. 双人核对医嘱及盐酸肾上腺素的剂量、用法、有效期等	□是	□否
2. 建立静脉通路，优先选择中心静脉导管。拒绝置管者，告知药物外渗的可能性及危害性，并签字确认。对未留置中心静脉导管者，优先选择粗大浅静脉	□是	□否
3. 静脉注射者，10mL 生理盐水稀释后使用，注射前抽回血以确认输液用具在血管内	□是	□否
4. 监测生命体征，加强巡视；观察输注部位皮肤，发现外渗、堵塞、静脉炎等时，及时处理。一旦发生药物外渗，立即启动药物外渗护理应急预案	□是	□否
5. 落实抢救药物使用登记，做好交接班及护理记录	□是	□否

十一、乌拉地尔注射液使用风险清单

风险点：低血压		
操作要点	完成情况	
1. 符合用药指征，如高血压急症等	□是	□否
2. 药液浓度不超过 4mg/mL	□是	□否
3. 泵速随血压变化调节，首期（1 ～ 2h）血压下降不超过 25%，2 ～ 6h 血压维持在 160/（100 ～ 110）mmHg，逐步降至正常	□是	□否
4. 监测血压及心率	□是	□否
5. 疗程不超过 7d	□是	□否

十二、脂肪乳氨基酸葡萄糖注射液使用风险清单

风险点：静脉炎、超敏反应、高糖血症、脂肪超载综合征（发热、呼吸窘迫、腹痛、恶心、呕吐、贫血、凝血功能障碍等）		
操作要点	完成情况	
1. 符合用药指征：不能或功能不全或被禁忌禁止经口 / 肠道摄取营养的成年患者	□是	□否
2. 对鸡蛋或大豆蛋白过敏、重度高脂血症以及严重肝、肾、心功能不全者禁用	□是	□否
3. 输注剂量：每小时 3.7mL/kg 静脉泵入，输注时间为 12 ～ 24h	□是	□否
4. 脂肪乳输注过程中监测血甘油三酯水平，要求＜ 5mmol/L，如＞ 5mmol/L 应减量，如＞ 11.4mmol/L 则应停用。建议在输液对侧肢体采血，生化检测指标应在停止输注 6h 后检查	□是	□否
5. 出现发热、超敏反应（皮疹、荨麻疹）、呼吸急促时，立即停止输注，报告医生；穿刺点周围皮肤出现红、肿、热、痛时，立即更换输液部位，对症处理	□是	□否

十三、地西泮注射液使用风险清单

风险点：呼吸抑制、深度镇静		
操作要点	完成情况	
1. 符合用药指征，如镇静、抗癫痫、抗惊厥、焦虑症等	□是	□否
2. 静脉推注宜缓慢，2 ～ 5mg/min	□是	□否
3. 观察呼吸、意识情况	□是	□否
4. 本品含苯甲醇，儿童禁止肌内注射	□是	□否

十四、氨茶碱注射液使用风险清单

风险点：恶心、呕吐、心律失常、血压下降、多尿		
操作要点	完成情况	
1. 首剂负荷量为 4 ～ 6mg/kg，加入葡萄糖注射液中缓慢静脉注射 / 滴注，速度不宜超过 0.25mg/（kg·min），维持量为 0.6 ～ 0.8mg/（kg·h）	□是	□否
2. 每日最大剂量不超过 1g（包括口服给药和静脉给药）	□是	□否
3. 发热、妊娠、小儿、老年人，有肝、肾、心功能障碍及甲状腺功能亢进者慎用	□是	□否
4. 对氨茶碱过敏、活动性消化溃疡和未经控制的惊厥性疾病患者禁用	□是	□否
5. 与地尔硫草、维拉帕米、西咪替丁、苯巴比妥、苯妥英钠、利福平、某些抗菌药物合用时应减少用量	□是	□否

第四章

操作流程风险清单

第一节　基础操作流程风险清单

一、手腕带核查风险清单

风险点：诊疗错误		
操作要点	完成情况	
1. 接诊护士为患者规范佩戴手腕带，做好宣教	□是	□否
2. 每日交接班时查看手腕带佩戴是否规范	□是	□否
3. 操作前、手术前核对手腕带信息	□是	□否

二、用药错误防范风险清单

风险点：用药错误致患者发生严重并发症，甚至有生命危险		
操作要点	完成情况	
1. 审核医嘱时核对药名、浓度、剂量、给药时间及方法，发现疑问时请开立医嘱的医生或上级医生核对	□是	□否
2. 非抢救状态下不执行口头医嘱，平时禁止先配药给药后补医嘱。以下界定为抢救状态：心脏呼吸停止、收治危重新患者、紧急气管插管、突发病情变化。执行口头医嘱时须与医生复述2遍方可执行	□是	□否
3. 配药者核对医嘱并在执行单上签字，配药时双人核对药品（名称、浓度、剂量、有效期）无误后配药，并在瓶签上签字	□是	□否
4. 操作前对患者进行2种及以上身份识别（住院号、姓名等），询问过敏史	□是	□否
5. 操作时用PDA扫描患者手腕带，确认患者信息无误，再扫瓶签二维码，核对无误后用药	□是	□否
6. 用药后再次核对，在执行单上签全名及用药时间	□是	□否

三、用药错误处置风险清单

风险点：用药错误致患者发生严重并发症，甚至有生命危险		
操作要点	完成情况	
1.发现用药错误，立即停止用药。静脉用药者保留静脉通路，改换生理盐水和输液器	□是	□否
2.报告医生，立即采取补救措施，尽量减轻给药错误造成的不良后果	□是	□否
3.病情严重者，通知其他人员配合医生抢救	□是	□否
4.及时报告科主任、护士长，必要时上报护理部、医务科	□是	□否
5.做好患者及其家属的心理安慰工作	□是	□否
6.妥善保管用药错误的药品、输液器、有关记录，以备鉴定	□是	□否
7.上报不良事件	□是	□否

四、口服药发放风险清单

风险点：用药错误致患者发生严重并发症，甚至有生命危险		
操作要点	完成情况	
1.双人核对医嘱、病房发药单、患者信息。在病房发药单的"审核者签名"处双签字，如 **/**。与科室用药规范不一致时与医生沟通	□是	□否
2.将口服药信息粘贴到对应的药盒上，双人核对药品名称和规格，在药盒上签名 **/**，将同一个人的药品放在一起	□是	□否
3.发药时再次与患者及其家属核对患者信息、药物信息，并用PDA扫码，告知患者药名、用法、用量、目的、副反应及注意事项，双方确认无误、签字后服用。如患者有疑问，停止发放口服药，与开立医嘱的医生再次核查	□是	□否
4.未发出的口服药用红笔在发药单上标记，电话通知患者及其家属，并记录打电话的日期、电话号码、责任人	□是	□否
5.发药者在病房发药单上签名	□是	□否
6.如果发错药，立即报告医生及护士长，并上报不良事件	□是	□否

五、高风险药物使用风险清单

风险点：静脉炎、药物渗漏导致组织坏死、剂量不准确导致不良后果		
操作要点	完成情况	
1.在输液卡上标记警示标识，核对后需由医生签字确认无误，使用红色输液卡套	□是	□否
2.配药时双人核对，配药中不得转交他人，在瓶签配药者处双签名	□是	□否
3.输注时双人核对药品、患者信息及病情	□是	□否
4.静脉用药时尽量选择中心静脉导管，若使用外周静脉输注，签《特殊用药外周静脉输注知情同意书》，严禁在四肢末梢尤其是指（趾）小血管上或其他关节部位输注	□是	□否
5.选择独立的输液通路，输注前选用生理盐水或其他无刺激性液体，无异常方可输注高风险药物	□是	□否
6.宣教：告知药物作用及注意事项，切勿私自调节输液速度，如输液部位有发白、红肿、疼痛等不适，立即告知护士	□是	□否

7. 每15～30min 巡视 1 次，观察滴数、局部情况，询问患者有无不适	□是	□否
8. 输注完毕，严禁直接拔针或推注封管液，应使用该药溶媒（生理盐水或 5% 葡萄糖溶液等）以原有速度将药液完全泵入 / 输入。外周静脉通路不建议继续留置并用于其他药物输注。血管收缩药物持续静脉泵入时，宜每 12h 更换输注部位	□是	□否
9. 发生用药错误或外渗时，立即停止输注，根据患者情况对症处理，同时报告医生、护士长，班班交接	□是	□否

六、高风险药物外渗风险清单

风险点：静脉炎、皮肤颜色改变或起水疱、组织坏死，甚至丧失肢体功能		
操作要点	完成情况	
1. 发现药物外渗时立即停药，用 5mL 注射器回抽药物，减少渗出量	□是	□否
2. 外渗发生在四肢，需抬高患肢，避免剧烈活动	□是	□否
3. 立即报告护士长，进行紧急处理 （1）刺激性小、容易吸收的药物：热敷、95% 酒精或 50% 硫酸镁湿敷 （2）对组织有刺激性的药物：6h 内冷敷，24h 后热敷。如为长春新碱和血管收缩药物，应早期保温、热敷，抬高患肢 （3）局部封闭：血管收缩药物，可用 0.9% 生理盐水 5mL+ 酚妥拉明 5mg；血管刺激性药物，可用 0.5% 利多卡因；化疗药物，可用生理盐水 5mL+ 地塞米松 5mg+ 利多卡因 2mL，尽可能根据药物特性使用相应的解毒剂	□是	□否
4. 必要时请静脉治疗小组和伤口小组会诊，根据会诊意见采取处理措施	□是	□否

七、麻醉药品及第一类精神药品风险清单

风险点：麻醉药品或第一类精神药品流入非法渠道		
操作要点	完成情况	
1. 基数管理：科室填写麻醉药品和第一类精神药品基数申请表，经科室主任签字后，向医务部、药学部门提出备药申请，获批后方可备药	□是	□否
2. 五专管理：实行专人负责、专柜加锁、专用账册、专用处方、专册登记	□是	□否
3. 日结日清：麻醉药品和第一类精神药品日结日清，双人双签，班班交接，账、物、批号、使用等记录清晰、完整、无遗漏	□是	□否
4. 回收及废液管理：临床科室使用后的注射剂和贴剂，应收回空安瓿和废贴，核对批号和数量后交回药房，并在药房签字确认，废贴不能收回的要说明情况。对未使用完的注射液和镇痛泵中的剩余药液，由医生、药师或护士在视频监控下双人进行倒入下水道等处置，并逐条记录	□是	□否
5. 日取记录：麻醉科、手术室应建立麻醉药品和第一类精神药品每日领取记录册，麻醉医生、麻醉药品和第一类精神药品专管员双人签字，保证账物相符	□是	□否
6. 依法管理：发生药品骗取、冒领、丢失、被盗、被抢或其他流入非法渠道的情形，应立即报告并保存证据	□是	□否

八、门诊输液查对风险清单

风险点：用药错误导致患者出现不良反应		
操作要点	完成情况	
1. 核对患者信息、输液序号、病历、治疗费发票	□是	□否
2. 打印输液卡及输液瓶贴，根据病历核对药名、剂量、浓度、方法等，确认无误后将二维码标签贴于患者右肩上	□是	□否
3. 核查皮试结果与病历、输液卡是否相符	□是	□否
4. PDA扫码核对：先扫描输液瓶贴二维码，再扫描患者身上二维码	□是	□否
5. 穿刺时及穿刺后"三查八对"患者信息	□是	□否
6. 输液30min内核查输液瓶贴、输液卡及二维码标签是否相符	□是	□否
7. 每20~30min观察输液部位与滴数	□是	□否
8. 拔针时再次核对患者、输液瓶贴、输液卡，确定所有液体输完后方可拔针	□是	□否
9. 输液完毕，嘱患者观察30min后离院	□是	□否

九、门诊注射卞星青霉素风险清单

风险点：炎性反应、神经损伤、过敏反应、皮下硬结等不良反应		
操作要点	完成情况	
1. 核对患者个人信息：姓名、性别、年龄、就诊卡号	□是	□否
2. 核对医嘱：药物名称、浓度、剂量、注射方法、注射时间	□是	□否
3. 确认皮试结果为阴性，签署《肌内注射卞星青霉素知情同意书》，科室留档	□是	□否
4. 检查药品质量，按无菌原则精确配制	□是	□否
5. 确定注射部位（采用十字法、连线法）	□是	□否
6. 碘酊消毒注射部位皮肤2遍	□是	□否
7. 再次确认患者信息，以正确手法注射	□是	□否
8. 注射完毕进行健康宣教	□是	□否
9. 留院观察30min	□是	□否

十、肌内注射操作风险清单

风险点：注射部位错误导致患者出现肢体功能障碍等不良反应		
操作要点	完成情况	
1. 解释操作目的，取得配合，评估患者（注射部位皮肤及肌肉情况、用药史、过敏史等）	□是	□否

操作要点	完成情况	
2. 操作前、操作中、操作后核对患者信息（住院号、姓名等）及药物信息	□是	□否
3. 协助患者侧卧，大腿伸直，小腿屈曲，暴露注射部位（常用臀大肌，2岁以下幼儿选臀中肌或臀小肌）	□是	□否
4. 碘附消毒2遍，直径≥5cm	□是	□否
5. 排尽注射器内空气，迅速垂直刺入皮肤，深度为针梗的1/2～2/3，抽回血，无回血后固定针头，缓慢匀速推药，推药完毕，快速拔针，棉签按压	□是	□否
6. 观察患者反应，协助整理床单位	□是	□否

十一、皮下注射抗凝剂操作风险清单

风险点：出血、局部瘀斑硬结		
操作要点	完成情况	
1. 核对：确保患者和注射剂量准确，使用剂量不足一支时先排出多余药液	□是	□否
2. 注射部位及体位 （1）注射部位选择：首选腹部，以脐周为中心的上下5cm、左右10cm的范围（避开脐周2cm以内）。其他部位：双侧大腿前外侧上1/3，双侧臀部外上侧，双侧上臂外侧中1/3 （2）注射部位轮换：以肚脐为圆心分为4个象限，周一至周日依次在对应的第一至第四象限注射，2次注射点间距＞2cm （3）注射体位：腹部注射时，患者宜取屈膝仰卧位，嘱患者放松腹部	□是	□否
3. 注射方法 （1）0.5%碘附螺旋式消毒2遍，范围≥5cm，自然待干 （2）左手食指、拇指以5～6cm距离，提捏起皮肤，使其呈一皱褶，皱褶高度＞1.2cm，右手以执笔式在皱褶最高点垂直进针 （3）不排气、不抽回血，注射前针尖朝下，将针筒内空气轻弹至药液上方 （4）左手全程保持捏皮姿势，右手缓慢匀速推注药液，推注时间为10s，停留10s	□是	□否
4. 拔针 （1）注射完毕，快速拔针，拔针后无须按压 （2）如有穿刺处出血或渗液，以穿刺点为中心，垂直向下按压3～5min	□是	□否
5. 宣教 （1）自我监测大小便的颜色、皮肤黏膜瘀斑、牙龈出血、尿血倾向等，如有异常，及时告知医护人员 （2）用药期间使用软毛牙刷，防止碰撞和跌倒 （3）注射部位禁止热敷、理疗	□是	□否

十二、放射科对比剂静脉注射风险清单

风险点：对比剂外渗导致局部组织损伤	
操作要点	完成情况
1.注射前评估 （1）评估：注射前评估患者静脉，告知对比剂外渗风险及注意事项 （2）血管选择：选择前臂/肘部粗、直、弹性好的肘正中静脉、头静脉、贵要静脉等穿刺，避免在手、足和踝部穿刺 （3）留置针评估：留置针型号为 18～20G、留置时间小于 1h、回抽有回血 （4）留置针选择：对比剂流速要求＞3mL/s 时使用 18～20G 留置针，流速＜3mL/s 时使用 22G 留置针 （5）高压注射禁忌：普通经外周静脉穿刺置入中心静脉导管（PICC）、中心静脉导管（CVC）、输液港不能进行高压注射，评估中心静脉导管是否为耐高压导管，必要时与病区护士确认 （6）对穿刺困难者使用血管可视化工具	□是　　□否
2.用药前确认 （1）与技师沟通：根据检查目的、患者血管条件，与技师沟通确认最佳推注时间和速度 （2）检查留置针是否通畅：抽回血查看留置针通畅情况，试推生理盐水查看穿刺部位有无肿胀，询问患者局部有无疼痛等不适。若为高压注射器，则用高压注射器以对比剂同等速率试推生理盐水 10～30mL （3）肢体摆放：肢体伸直，穿刺部位无压迫	□是　　□否
3.注射中观察：观察患者穿刺部位有无肿胀、疼痛等外渗表现，一旦出现外渗表现，立即停止注射，拔针并按外渗流程处理	□是　　□否
4.检查后留观：检查结束后，留观无异常者方可拔针，并指导患者正确按压穿刺部位，确认无肿胀等异常后方可离开	□是　　□否

十三、医务人员锐器伤风险清单

风险点：医务人员进行有创或侵入性操作时发生锐器伤	
操作要点	完成情况
1.进行所有有创操作时均应携带锐器盒，杜绝二次分拣	□是　　□否
2.根据锐器的大小选择合适的锐器盒，一般操作推荐型号 4～8L 锐器盒。特殊大型锐器，使用 25L 锐器盒	□是　　□否
3.锐器盒放置在治疗车上端近操作侧，固定牢固，满 3/4 时封闭	□是　　□否
4.静脉拔针时撕掉所有敷贴，左手固定穿刺处，右手捏头皮针针柄拔针；输液港拔针时左手固定底座，右手握两侧蝶翼垂直拔针	□是　　□否
5.分离头皮针后丢入锐器盒中，禁止将锐器暴露在锐器盒外	□是　　□否
6.接触血液、体液、人体组织的针头禁止回套针帽，禁止将头皮针插入输液软袋中	□是　　□否
7.发生锐器伤后的处理：一挤二冲三消四上报	□是　　□否

十四、查看皮试时间延迟风险清单

风险点：未及时查看皮试结果导致患者二次皮试		
操作要点	完成情况	
1.遵医嘱进行皮试，床头备皮试盒	□是	□否
2.告知患者查看皮试时间及部位，嘱患者不得离开病房	□是	□否
3.在执行单上注明责任人、查看时间、部位，放置于治疗室	□是	□否
4.利用计时工具设置闹钟，提醒查看皮试时间	□是	□否
5.双人至床前查看皮试结果	□是	□否
6.在病历、输液卡、执行单上标记皮试结果，阳性标记为"＋"，阴性标记为"－"	□是	□否

十五、采集交叉配血标本核查风险清单

风险点：采集交叉配血标本错误		
操作要点	完成情况	
1.持临床输血申请单，核对交叉配血采血医嘱	□是	□否
2.打印采血标签并粘贴于紫色试管上	□是	□否
3.核对患者、输血申请单、试管标签信息	□是	□否
4.采血完毕后，再次核对患者、输血申请单、试管标签信息	□是	□否
5.在输血申请单上签名及填写送检时间	□是	□否

十六、血标本采集错误防范风险清单

风险点：血标本采集错误导致标本结果延误，影响诊断和治疗		
操作要点	完成情况	
1.主班审核医嘱，打印条码，与治疗班核对无误后放置于标本盒内。即时检验（point-of-care testing，POCT），做好标注并与管床护士核对后执行	□是	□否
2.双人核对医嘱及条码，根据条码要求选择试管并按规范粘贴	□是	□否
3.采集时护士，核对患者信息、采血项目、试管类型与效期、采集血量和时间要求。采集后轻轻摇匀，防止血液凝集，再次核对以上内容	□是	□否
4.扫码送检，核对是否有遗漏的血标本，并检查试管有无松动	□是	□否
5.POCT标本使用后立即丢弃，严禁送检	□是	□否
6.弹窗提示标本未送达时，接收者负责追踪并解决	□是	□否

十七、静脉输血操作风险清单

风险点：输血不良反应		
操作要点	完成情况	
1.输血前询问输血史、有无输血过敏史，告知患者血型	□是	□否

2. 取血后和输血前，双人进行"三查十对"，查看输血装置是否完好	□是	□否
3. 输血时遵循先慢后快的原则，根据患者病情、年龄及血液种类，遵医嘱调节输注速度	□是	□否
4. 不同种类、不同供血者输注血液前后用生理盐水冲洗输血管道	□是	□否
5. 告知患者勿自行调节滴速，如有不适，立即通知护士	□是	□否

十八、生命体征测量操作风险清单

风险点：测量数值偏差导致误诊		
操作要点	完成情况	
1. 评估患者：被测肢体有无偏瘫、功能障碍，腋下皮肤及口腔黏膜有无破损，30min 内有无热敷、沐浴、剧烈运动、情绪激动等	□是	□否
2. 检查水银体温计、表、血压计及听诊器处于完好备用状态	□是	□否
3. 测体温：保持腋下干燥，将水银体温计甩至 35℃刻度线以下，体温计水银端夹于腋窝正中	□是	□否
4. 测脉搏：不可用拇指诊脉，对于脉搏短绌的患者，2 名护士同时测量心率 / 脉率	□是	□否
5. 测呼吸：保持环境安静、患者情绪稳定	□是	□否
6. 测血压：定体位、定部位、定血压计、定时间	□是	□否
7. 记录并告知患者体温、脉搏、呼吸、血压的值，如有异常，及时通知医生并协助处理	□是	□否
8. 测量完毕，所有用物消毒备用	□是	□否

十九、Braden 分值 ≤ 12 分患者压力性损伤防范风险清单

风险点：发生压力性损伤或损伤加重		
操作要点	完成情况	
1. 床头悬挂防压力性损伤警示标识	□是	□否
2. 睡软垫床	□是	□否
3. 每 2 ~ 4h 变换体位，右侧位、仰卧位、左侧位交替进行	□是	□否
4. 侧卧位时 30° 倾斜，受压部位以上的背部放楔形枕或软枕 1 个	□是	□否
5. 用足跟楔形垫或其他减压用具抬高足跟	□是	□否
6. 医嘱禁止翻身者，局部小范围翻身，受压部位涂抹液体敷料 4 ~ 5 滴并轻揉，每 2h 一次，切忌过度用力按摩	□是	□否
7. 面罩或导管等器械接触部位、骨隆突受压部位、高危患者或预计手术时间 ≥ 4h 患者的受压部位，使用水胶体敷料、泡沫敷料等保护	□是	□否
8. 大小便失禁患者，用液体敷料涂抹会阴及肛周皮肤	□是	□否
9. 腹泻水样便者，使用 22G 硅胶三腔导尿管行肛管引流	□是	□否
10. 院外带入或院内发生 2 期及以上压力性损伤后，科室应立即拍照，24h 内将图片发给伤口项目组会诊并协助处理	□是	□否

二十、Morse 分值 ≥ 45 分患者跌倒防范风险清单

风险点：患者住院期间跌倒		
操作要点	完成情况	
1. 动态评估，24h 留陪	□是	□否
2. 患者及其家属知晓渐进下床法（醒、坐、站各 30s）	□是	□否
3. 患者活动或不适时全程使用支撑物	□是	□否
4. 患者正确使用坐便椅	□是	□否

二十一、营养管理风险清单

风险点：营养不良患者未及时处理		
操作要点	完成情况	
1. 入院 24h 内完成 NRS-2002 评分	□是	□否
2. NRS-2002 评分 ≥ 3 分时，肿瘤患者行 PG-SGA 评分，其他患者行 SGA 评分	□是	□否
3. 营养良好，行饮食健康教育；轻度及以上营养不良，通知管床医生	□是	□否
4. 管床医生确认评估结果，开立营养科会诊医嘱	□是	□否
5. 营养科医生会诊后，开立会诊意见	□是	□否
6. 管床医生根据营养科医生的会诊意见开立治疗饮食医嘱	□是	□否
7. 护士审核执行，通知营养科送餐	□是	□否

二十二、肠内营养输注风险清单

风险点：输注途径错误、堵管		
操作要点	完成情况	
1. 主班护士审核医嘱，打印输液瓶贴；责任护士核对医嘱与输液瓶贴，并签字	□是	□否
2. 责任护士核对用法及输注途径（经胃管、经鼻肠管、经空肠管等）	□是	□否
3. 按规范配制肠内营养液	□是	□否
4. 责任护士核对患者信息，告知患者肠内营养液输注的作用及可能发生的不良反应；确认管道无误及通畅后连接输注装置，根据医嘱调节速度，挂肠内营养警示牌	□是	□否
5. 肠内营养液与静脉输液须明显分开，禁止使用同一个输液架	□是	□否
6. 遵医嘱每 6 ～ 8h 用温开水冲管 1 次	□是	□否
7. 如患者出现腹痛、腹泻、恶心、呕吐，报告医生，暂停输注或减慢输注速度	□是	□否

二十三、防止肠内营养液瓶塞脱落风险清单

风险点：肠内营养液瓶塞脱落致营养液泼洒		
操作要点	完成情况	
1. 确认营养液瓶塞与营养液瓶可配套使用	□是	□否
2. 营养液瓶塞与管路固定牢固，必要时使用胶带加固	□是	□否

3. 做好患者及其家属的健康宣教，确认输注管路无牵拉	□是	□否
4. 定时巡视营养液输注情况	□是	□否

二十四、分级护理巡视风险清单

风险点：未及时发现患者病情变化		
操作要点	完成情况	
1. 动态评估患者生命体征、意识、尿量及引流等情况，观察治疗与护理效果并记录	□是	□否
2. 当班护士根据患者护理级别进行巡视（特级护理，每30min 1次；一级护理，每小时1次；二级护理，每2h 1次；三级护理，每3h 1次）	□是	□否
3. 患者诉不适或病情变化时及时告知医生，积极配合处理并跟踪，做好记录	□是	□否
4. 晚夜班携带PDA、手电筒，重点观察熟睡患者胸廓起伏、听呼吸音等，以及无陪护患者起夜情况，预防意外发生	□是	□否
5. 发现患者不在病房时立即电话通知患者回院，并告知家属及值班医生，对拒不回院者在护理记录中如实记录	□是	□否

二十五、晚夜班急诊患者处置风险清单

风险点：未及时完成相关处置而延误治疗		
操作要点	完成情况	
1. 晚夜班新患者入科后立即通知值班医生查看患者	□是	□否
2. 根据病情使用心电监护，吸氧，建立静脉通路，按护理级别观察病情变化	□是	□否
3. 及时完成治疗、护理及各项检查。查看患者阳性体征及危急值并跟踪	□是	□否
4. 本班完成护理病历并签字	□是	□否
5. 对于急诊患者，要求家属留陪	□是	□否

二十六、患者突然发生病情变化风险清单

风险点：患者突然发生病情变化，未能及时处置		
操作要点	完成情况	
1. 病情发生变化时立即通知医生；建立1~2条静脉通路，进行吸氧、心电监护等；观察患者病情变化，监测生命体征	□是	□否
2. 推急救车及其他抢救仪器、物品至患者床旁	□是	□否
3. 配合医生抢救，保持有效呼吸、循环，必要时做床边心电图	□是	□否
4. 通知患者家属、护士长、科主任，必要时白天通知医务部，夜间通知总值班	□是	□否
5. 如呼吸心搏骤停，立即行心肺复苏并呼救，请求他人支援	□是	□否
6. 做好交接班及护理记录	□是	□否

二十七、危重症患者院内、科内转运风险清单

风险点：病重、病危及阳性体征患者院内转运交接、外出检查处置不当导致不良事件		
操作要点	完成情况	
1. 医护共同评估转运风险，确定风险等级	□是	□否
2. 转运风险为Ⅰ级、Ⅱ级的患者，须医护陪同转运；转运风险为Ⅲ级的患者，由有执业执照且注册在院的护理人员转运	□是	□否
3. PDA上填写转运患者交接单并电话通知转运科室准备相应的急救设备	□是	□否
4. 检查转运设备：预充氧气袋，转运用监护仪及微量泵电量、转运箱能满足转运需求	□是	□否
5. 转运途中：监护仪放于床或平车一侧，微量泵放于输液同侧床或平车上，引流袋放在两腿间，氧气袋放于患者床头，转运箱放于床一侧或平车下篮筐内	□是	□否
6. 护士位于患者头侧，观察治疗、各种管路等情况。医生位于监护仪同侧患者床头处，观察患者面色、生命体征、监护情况	□是	□否
7. 转运过程中有过床操作时，由护士组织协调、负责仪器和管路，至少双人搬运患者，以免发生坠床及非计划拔管	□是	□否
8. 转运途中病情发生变化需抢救时，就地抢救或推至就近的临床科室，调动周围人力资源进行抢救，同时电话通知医生到现场抢救	□是	□否

二十八、心电监测技术操作风险清单

风险点：生命体征数值测量偏差		
操作要点	完成情况	
1. 核对患者信息（如住院号、姓名等），解释操作目的，取得配合	□是	□否
2. 评估患者（病情、意识状态、胸部皮肤、指甲及双上肢情况）、周围环境、有无电磁波干扰	□是	□否
3. 检查监护仪功能及导线连接是否正常	□是	□否
4. 用生理盐水或75%酒精纱布清洁患者皮肤，将电极片粘贴于患者胸部正确位置，避开伤口和除颤部位，选择导联，保证监测波形清晰，无干扰	□是	□否
5. 血压袖带松紧适宜	□是	□否
6. 将血氧饱和度传感器正确安放于患者手指、足趾或者耳郭处。若患者需长期监测血压，血氧饱和度传感器与袖带不得安放于同侧肢体	□是	□否
7. 根据患者情况设置报警界限，不能关闭报警声音	□是	□否
8. 记录并告知患者及其家属各项生命体征数值，如有异常，及时通知医生并协助处理	□是	□否

二十九、院内心肺复苏操作风险清单

风险点：方法错误导致复苏无效或二次伤害		
操作要点	完成情况	
1. 确认急救现场及周边环境安全	□是	□否
2. 判断患者意识、脉搏和胸廓起伏情况。判定患者意识丧失，立即呼救，呼叫医务人员备除颤仪和急救车，同时行心肺复苏	□是	□否

3.使患者仰卧于平整硬面，四肢无扭曲，注意保护颈椎、腰椎，暴露胸腹部，松开裤带	□是	□否
4.按压部位及手势：定位手掌根部放在患者胸骨中下 1/3 交界处（两乳头连线中点），将另一手搭在定位手背上，双手重叠，十指交叉相扣，定位手的 5 个手指翘起，按压时双肘伸直，垂直向下用力按压	□是	□否
5.按压频率与深度：成人按压频率为 100～120 次 /min，按压深度为 5～6cm，儿童、婴儿按压深度至少为胸部前后径的 1/3	□是	□否
6.按压时间：回弹时间 =1∶1，放松时掌根部不能离开胸壁，以免按压点移位造成肋骨骨折，尽可能不中断胸外按压	□是	□否
7.清理口腔、气道内分泌物或异物，取出义齿，开放气道	□是	□否
8.应用简易呼吸器实施人工呼吸：将呼吸器连接氧气，氧流量为 8～10L/min。一手以 "EC" 法固定面罩，另一手挤压呼吸器，每次送气 500～600mL，频率为 10 次 /min	□是	□否
9.判断复苏效果：如已恢复，进行进一步生命支持；如未恢复，继续上述操作，直至有条件进行高级生命支持	□是	□否
10.判断有效指征：呼吸恢复；能触及大动脉搏动；瞳孔由大变小，对光反射存在；面色、口唇由发绀转为红润；有眼球活动或睫毛反射	□是	□否

三十、氧气吸入技术操作风险清单

风险点：无效吸氧		
操作要点	完成情况	
1.核对患者信息（如住院号、姓名等）	□是	□否
2.评估患者（鼻腔通畅情况、患者配合情况）	□是	□否
3.安装氧流量表，连接一次性吸氧装置，开流量表开关，检查吸氧装置有无漏气，连接鼻氧管，检查鼻氧管有无漏气	□是	□否
4.根据医嘱和病情调节氧流量	□是	□否
5.检查鼻氧管是否通畅，将鼻氧管轻轻插入患者鼻孔，固定于耳后	□是	□否
6.记录开氧时间、流量，并签名，挂输氧卡于适当处	□是	□否
7.观察患者反应，指导患者有效呼吸及用氧安全，勿自行摘除鼻氧管或调节氧流量	□是	□否

三十一、氧疗患者安全管理风险清单

风险点：明火或易燃物在病房高氧环境中导致火灾、患者氧中毒等并发症		
操作要点	完成情况	
1.宣教：入院时行病房安全及禁烟宣教；吸氧时强调 "四防" 卡及 "用氧安全" 警示内容，包括勿自行拆装吸氧装置及调节氧流量；病区内视频或海报宣传用氧安全事件，进行警示	□是	□否
2.设备管理：定期检查氧气压力表压力，确保 ≥ 0.2MPa；患者吸氧时检查吸氧装置有无泄漏等现象；停止吸氧时，及时拆除吸氧装置	□是	□否
3.评估：完成吸烟患者对香烟的依赖性评估，对中、重度患者进行重点关注，告知危害性，并与家属共同完成监督工作	□是	□否

4. 巡视：加强重点患者的巡视，发现危险因素（吸烟、点明火、点蚊香、使用大功率电器等行为）时，及时处理并交接班关注	□是	□否
5. 标识："四防"卡、"用氧安全"等安全警示标识粘贴在病房醒目位置	□是	□否
6. 监测：用氧患者血氧饱和度	□是	□否

三十二、雾化吸入核查风险清单

风险点：用药错误		
操作要点	完成情况	
1. 遵医嘱查对雾化药物，查看药品质量及效期，按无菌操作原则准备药物	□是	□否
2. 2 种及以上药物应分开使用	□是	□否
3. 携药品至患者床边，请患者或家属口述姓名	□是	□否
4. 扫手腕带，核查患者身份。扫药品条码，核查药品是否正确	□是	□否
5. 查看药品用法、剂量，查看床头牌标识，分析与病情是否相符	□是	□否
6. 以上核查完成，开始用药。患者提出疑问时须与医生沟通	□是	□否

三十三、手指血糖测定技术操作风险清单

风险点：测量结果偏差导致误诊		
操作要点	完成情况	
1. 核对患者信息（如住院号、姓名等）	□是	□否
2. 评估患者有无糖尿病家族史、被测肢体有无静脉输液、皮肤有无破损等	□是	□否
3. 检查血糖仪及试纸性能，确保试纸与血糖仪型号匹配，确认血糖监测时机正确	□是	□否
4. 使用 75% 酒精消毒被测手指指腹，保持手指向上直立，待干	□是	□否
5. 打开血糖仪开关，插入血糖试纸，捏紧手指，在手指指腹一侧扎针，勿用力挤压	□是	□否
6. 采血时需一次取足，不可反复多次吸取	□是	□否
7. 再次核对患者信息	□是	□否
8. 告知患者血糖结果并记录，如有异常，及时通知医生，协助处理	□是	□否

三十四、血糖异常风险清单

风险点：高血糖或者低血糖		
操作要点	完成情况	
1. 按医嘱频次监测血糖	□是	□否
2. 血糖 > 10.0mmol/L 或 < 3.9mmol/L 时，立即告知医生并协助处理，15min 后复测血糖	□是	□否
3. 血糖稳定者或不易控制者，提醒医生更改监测频次	□是	□否
4. 血糖异常者，处理后完善护理记录	□是	□否

三十五、人工气道非计划拔管风险清单

风险点：人工气道非计划拔管致患者呼吸抑制		
操作要点	完成情况	
1. 风险评估 （1）建立《管道滑脱评估单》，并规范评估和管理，高风险患者床头挂"防脱管"标识 （2）每日与医生一起床边评估导管留置的必要性，尽早拔管 （3）每周评估2次	□是	□否
2. 风险防范 （1）每日评估导管置入深度、二次固定的牢固性，每班交接非计划拔管高风险患者 （2）采用躁动－镇静（Richmond Agitation and Sedation Scale,RASS）量表评估患者行为，评分为－2～1分时，采用约束带、约束手套等约束工具进行肢体约束；评分≥2分时，加用肩带、床单、约束衣、约束背心等进行躯体约束 （3）约束前签订《患者保护性约束知情同意书》	□是	□否
3. 导管固定 （1）使用寸带固定气管导管，松紧以1指为宜 （2）固定呼吸管路，让患者做头部活动，未出现人工气道被牵拉	□是	□否
4. 维护要点 （1）更换固定寸带时，务必一只手固定气管导管，避免自行脱出或者患者意外拔管 （2）约束过程中，每2h评估约束带是否完好、有无松脱，观察约束部位皮肤颜色、肢体末梢循环	□是	□否
5. 健康教育 （1）告知患者及其家属防脱管的重要性 （2）有脱管风险时，立即告知医务人员	□是	□否
6. 信息上报：因各种原因发生非计划拔管，及时上报不良事件	□是	□否

三十六、发生人工气道非计划拔管后处理风险清单

风险点：处理不及时，危及患者生命		
操作要点	完成情况	
1. 人工气道一旦脱出，立即呼叫其他医务人员，评估患者自主呼吸情况	□是	□否
2. 有自主呼吸者，给予氧气吸入，监测血氧饱和度，由医生评估是否需要再次置管	□是	□否
3. 无自主呼吸患者，立刻打开呼吸机，给予面罩通气，观察患者的生命体征和血氧饱和度变化。通知其他护理人员进行气管插管用物准备	□是	□否
4. 心搏骤停者，立即行心肺复苏，配合医生行床边气管插管	□是	□否
5. 固定管道，遵医嘱行镇痛镇静，RASS评分在－3～0分	□是	□否
6. 根据评分选择合适的约束工具，对躁动患者行保护性约束	□是	□否
7. 查床边血气分析，提醒医生根据血气分析结果调节呼吸机参数	□是	□否

三十七、气管套管堵管风险清单

风险点：呼吸抑制		
操作要点	完成情况	
1. 遵医嘱 0.45% 氯化钠溶液 2 ～ 5mL/h 气管套管内泵入，行气道湿化	□是	□否
2. 吸痰前后用生理盐水冲管	□是	□否
3. 按需吸痰，吸痰过程中如吸痰管插入不畅，应立即查找阻塞原因	□是	□否
4. 遵医嘱定时更换内套管	□是	□否
5. 指导患者有效咳嗽，遵医嘱给予雾化吸入	□是	□否
6. 床边备血管钳及同型号的气管套管或喉套管一套，以备堵管后紧急更换	□是	□否

三十八、气管插管移位风险清单

风险点：窒息		
操作要点	完成情况	
1. 插管人员与医生共同确认插管深度	□是	□否
2. 做好气管插管外露标记	□是	□否
3. 妥善固定气管插管，防止导管滑脱	□是	□否
4. 对于躁动患者，遵医嘱镇静镇痛，根据评分选择约束工具	□是	□否
5. 测气囊压力（25 ～ 30cmH$_2$O）、监测生命体征及意识，每 4h 一次	□是	□否
6. 合理湿化气道，按需吸痰，防止痰痂堵塞气道	□是	□否
7. 每班交接气管插管位置	□是	□否
8. 患者血氧饱和度持续下降，若气管插管移位、窒息，立即通知医生，调整气管插管位置；若脱出过长，拔出气管插管，根据病情决定是否重新插管，协助行床旁气管镜检查	□是	□否

三十九、引流管非计划拔管风险清单

风险点：引流管非计划拔管致切口出血、感染，病情加重		
操作要点	完成情况	
1. 行二次固定；床头挂"防脱管"标识，班班交接	□是	□否
2. 行预防非计划拔管健康宣教	□是	□否
3. 对于意识障碍及烦躁患者，遵医嘱使用约束带，交代家属不得擅自解开，24h 留陪	□是	□否
4. 每班观察引流液颜色、量，及时倾倒引流液	□是	□否
5. 一旦引流管脱出，立即用无菌纱布（或干净毛巾）覆盖创口，报告医生处理，上报不良事件	□是	□否

四十、留置胃（肠）管非计划拔管风险清单

风险点：留置胃（肠）管非计划拔管影响患者病情	
操作要点	完成情况
1. 选择导管：选择规格型号合适的胃（肠）管，成人 14 ～ 20Fr，小儿 6 ～ 12Fr	□是　□否
2. 风险评估 （1）建立《管道滑脱评估单》，并规范评估和管理，高风险患者床头挂"防脱管"标识 （2）每日评估导管留置的必要性，尽早拔管 （3）对高危管路（过吻合口胃管）或烦躁等高风险患者，每周评估 2 次	□是　□否
3. 风险防范 （1）每日评估置管时间、置入深度、二次固定的牢固性，高风险患者每班交接 （2）烦躁等高风险患者可遵医嘱行保护性约束或镇静 （3）约束前签订《患者保护性约束知情同意书》	□是　□否
4. 导管固定 （1）使用 3M 胶布固定鼻翼处 （2）二次固定时采用高举平台法 （3）有污染、潮湿、卷边、松脱等情况时，及时更换	□是　□否
5. 维护要点 （1）管道标识清晰（患者姓名、置入时间、置入深度） （2）更换固定胶布时，务必一只手固定胃（肠）管，避免胃（肠）管自行脱出或者患者意外拔管 （3）定期更换二次固定位置，避免胃（肠）管压迫鼻翼导致压力性损伤	□是　□否
6. 健康教育 （1）告知患者及其家属预防非计划拔管的重要性，按期维护 （2）如固定胶布过敏，及时告知医务人员，勿自行抓挠	□是　□否
7. 信息上报：因各种原因发生非计划拔管时，及时上报不良事件	□是　□否

四十一、女性患者留置导尿操作风险清单

风险点：导尿管误插入阴道	
操作要点	完成情况
1. 操作前尽量让患者不要排空小便	□是　□否
2. 操作者若不能准确确认尿道口位置，需请其他医务人员确认后插入	□是　□否
3. 置入导尿管后，向气囊内注入生理盐水，轻拉导尿管，一段时间后会遇阻力，而不是马上就有阻力（气囊内生理盐水注入量根据说明书要求）	□是　□否
4. 观察尿液的量，如未见尿液或引流量少于 30mL，可尝试改变体位，仍无尿，则需检查导尿管是否在膀胱内	□是　□否
5. 可以通过导尿管注入无菌生理盐水，如果在膀胱，则推注通畅；如在阴道，则会溢出	□是　□否
6. 若存在误插，更换导尿管并重新插入	□是　□否

四十二、留置导尿管非计划拔管风险清单

风险点：导尿管非计划拔管影响患者病情		
操作要点	完成情况	
1. 选择导管：结合患者病情，选择材质、型号符合的导尿管	□是	□否
2. 风险评估 （1）建立《管道滑脱评估单》，并规范评估和管理，高风险患者床头挂"防脱管"标识 （2）每日观察导尿管是否在位、通畅，评估导尿管留置的必要性，尽早拔管 （3）每日观察患者排尿情况，若有血尿、尿道出血、排尿困难，报告医生，进行处理	□是	□否
3. 风险防范 （1）每日评估置管时间、二次固定的牢固性，高风险患者每班交接 （2）烦躁等特殊患者可遵医嘱行保护性约束或镇静 （3）约束前签订《患者保护性约束知情同意书》 （4）拔管前核对医嘱，确认患者身份 （5）脱出的导尿管，务必检查气囊的完整性	□是	□否
4. 导管固定 （1）使用 3M 胶布高举平台法二次固定 （2）男性导尿管二次固定时，避免过度牵拉 （3）有污染、潮湿、卷边、松脱等情况时，及时更换	□是	□否
5. 维护要点：更换尿管和二次固定后，务必检查二次固定的牢固性、位置是否适宜	□是	□否
6. 健康教育 （1）告知患者及其家属预防非计划拔管的重要性 （2）如固定胶布过敏，及时告知医务人员，勿自行抓挠	□是	□否
7. 信息上报：因各种原因发生非计划拔管时，及时上报不良事件	□是	□否

四十三、留置导尿尿路相关性感染风险清单

风险点：留置尿管期间发生尿路相关性感染		
操作要点	完成情况	
1. 每日观察导尿管是否在位、通畅，每日评估尿液的颜色、量以及导尿管留置的必要性，尽早拔管	□是	□否
2. 严格无菌操作，导尿时及接触导尿管前后执行手卫生	□是	□否
3. 每日使用清水 / 生理盐水清洁会阴部、尿道口、导尿管表面 1～2 次，大便失禁患者清洁后消毒	□是	□否
4. 集尿袋不高于膀胱水平，不接触地面	□是	□否
5. 尿路引流装置密闭，保持引流通畅	□是	□否
6. 病情允许时多饮水，成人 ≥ 2000mL；集尿袋 2/3 满时或转运患者前清空集尿袋	□是	□否
7. 如留置 7d 以上，必须选择硅胶导尿管；按说明书更换尿管、集尿袋	□是	□否
8. 因各种原因发生尿路感染时，及时上报管道项目组	□是	□否

四十四、留置导尿引流不畅排查风险清单

风险点：导尿管引流不畅引起并发症		
操作要点	完成情况	
1.检查导尿管是否在位，观察有无脱出	□是	□否
2.检查导尿管及集尿袋是否通畅，从管道源头开始检查有无折叠、受压、堵塞	□是	□否
3.查看床单位是否干燥，观察有无尿液漏出	□是	□否
4.用 20mL 生理盐水冲洗导尿管，观察是否通畅	□是	□否
5.以上情况排除后，通知医生进行处理	□是	□否

四十五、大便失禁、腹泻水样便成人患者肛管引流风险清单

风险点：皮肤、黏膜损伤		
操作要点	完成情况	
1.适用于排便不能自行控制、大便不自主向外流、大便性状为水样便的患者	□是	□否
2.用 22 号三腔硅胶导尿管进行肛管引流：用液状石蜡棉球润滑导尿管前端，将导尿管轻柔插入直肠内 15 ～ 18cm，向气囊内注射 20mL 气体，然后轻拉导尿管卡住肛门括约肌，接袋引流	□是	□否
3.每 4h 将气囊放气 10min	□是	□否
4.每 8h 用生理盐水 50mL 对引流管进行冲洗，避免粪渣堵塞引流管	□是	□否
5.引流期间观察患者大便颜色、性状。若引流管内无大便流出，则应观察导尿管引流口有无堵塞或患者大便失禁是否好转	□是	□否
6.患者大便失禁症状好转，立即拔除引流管	□是	□否

四十六、深静脉血栓评估及预防风险清单

风险点：深静脉血栓形成		
操作要点	完成情况	
1.首次评估 （1）所有年龄≥ 14 岁、住院时间＞ 24h 的住院患者均纳入深静脉血栓风险评估 （2）手术患者采用 Caprini 评分，非手术患者采用 Padua 评分	□是	□否
2.动态评估：对患者入院、转科、手术或大型有创操作、病情变化、出院等影响血栓发生的重要节点进行动态评估，并在 24h 内完成	□是	□否
3.警示标识：中、高风险患者床头悬挂预防深静脉血栓警示标识，落实交接班	□是	□否
4.基础预防 （1）指导卧床患者进行踝泵运动和股四头肌功能锻炼（3 次 /d，30 组 / 次），病情允许情况下早期下床活动 （2）病情允许情况下建议每日饮水 1500 ～ 2500mL （3）对患者及其家属行深静脉血栓风险以及预防深静脉血栓相关措施的健康宣教	□是	□否

5.机械预防 （1）行超声排除深静脉血栓后遵医嘱实施机械预防措施 （2）告知患者机械预防的作用及注意事项	□是　　□否
6.药物预防 （1）注射部位禁忌热敷、用力按揉。 （2）出现伤口渗血、皮下血肿、脏器或黏膜出血、月经量增多等情况时，及时告知医护人员	□是　　□否
7.出院随访 （1）随访对象：静脉血栓栓塞确诊患者及出院评估为静脉血栓栓塞中、高风险患者 （2）随访时间：出院后 15d、30d、90d	□是　　□否

四十七、烫伤预防及应急处置风险清单

风险点：患者住院期间被烫伤	
操作要点	完成情况
1.入院时对患者进行防烫伤健康教育，老年人、小儿、肢体麻木患者等需留陪	□是　　□否
2.入院时，指定开水瓶的摆放位置，盖好瓶塞，勿放置于桌面上	□是　　□否
3.开水房、卫生间挂"防烫伤"警示标识，必要时备水温计	□是　　□否
4.告知患者及其家属热水袋的使用目的、注意事项，并在告知书上签字	□是　　□否
5.热水袋内水温不可超过 50℃，并装入布套内	□是　　□否
6.热水袋使用时间不超过 30min，按时巡视患者	□是　　□否
7.记录热水袋使用部位、时间、效果及患者反应	□是　　□否
8.观察患者局部皮肤情况，床头交接班。若烫伤，立即使用湿润烫伤膏，同时报告医生	□是　　□否

四十八、患儿烫伤预防及应急处置风险清单

风险点：患儿住院期间被烫伤	
操作要点	完成情况
1.患儿住院期间严禁使用热水袋保暖	□是　　□否
2.挂"防烫伤"警示标识	□是　　□否
3.新生儿沐浴前先查看恒温器温度（38～42℃），后测试水温（手臂内侧前1/3处测试水温），较暖即可，一般夏季为 38℃，冬季为 42℃	□是　　□否
4.24h 母婴同室，家属协助看护新生儿	□是　　□否
5.若烫伤，立即使用湿润烧伤膏，同时报告医生	□是　　□否

四十九、紧急情况启动急救求助风险清单

风险点：患者突发病情变化，不能及时救治		
操作要点	完成情况	
1.求助时机：患者发生意外或无法预测的病情变化，护士无法独立处理时启动急救求助	□是	□否
2.求助人：发现病情变化的第一目击者	□是	□否
3.求助方式：第一目击者不能离开患者，进行紧急救治的同时，立即通过床旁呼叫铃、电话或呼叫他人等方式呼救，医生、护士、急救车即刻到位	□是	□否
4.应急处置：评估病情，给予心肺复苏、吸氧、吸痰等急救措施，配合医生救治并做好记录	□是	□否

五十、发生消防安全启动求助风险清单

风险点：消防问题不能及时发现		
操作要点	完成情况	
1.求助时机：闻到电线燃烧异味，发现电器短路、有烟雾等异常情况	□是	□否
2.求助人：发现异常情况的第一目击者	□是	□否
3.求助方式：立即拨打院内火警电话或119报警（准确说出异常情况的楼层、诊室，发生什么事情，报警人电话）	□是	□否
4.应急处置：现场有高级职称者为负责人，统一调配，听从指挥，工作人员迅速分为三组。疏散组：快速疏散现场人员。灭火组：小火使用灭火器，大火迅速撤离。限制组：关闭电源，关闭门窗后快速撤离	□是	□否

五十一、发生信息系统故障启动求助风险清单

风险点：发生信息系统故障，影响工作		
操作要点	完成情况	
1.求助时机：分诊系统、叫号系统、HIS系统等故障	□是	□否
2.求助人：各岗位值班人员	□是	□否
3.求助方式：立即联系计算机中心、门诊办的工作人员	□是	□否
4.应急处置：启动应急预案，维持现场秩序	□是	□否

五十二、发生暴力伤医启动求助风险清单

风险点：医务人员人身受到伤害		
操作要点	完成情况	
1.求助时机：发现患者情绪非常激动、谩骂医务人员、摔东西等情况	□是	□否
2.求助人：各岗位值班人员	□是	□否
3.求助方式：立即按紧急求助按钮	□是	□否

4.应急处置：安抚患者，联系其他人员协助解决，不说刺激患者的语言，不与患者争辩，避免激化矛盾	□是	□否

五十三、住院患者自杀后的处理风险清单

风险点：住院患者自杀后处理不当，引起医疗纠纷		
操作要点	完成情况	
1.发现患者自杀，立即通知医生和家属赶赴现场；通知科主任、护士长、保卫科、医院总值班或警方	□是	□否
2.判断患者情况，若患者尚有生命体征，立即就地抢救。如抢救有效，与家属沟通，对患者进行心理疏导，确认周围环境安全	□是	□否
3.若抢救无效，维持秩序并封锁现场，保持现场的完整性	□是	□否
4.安抚家属，配合有关方面调查并做好护理记录	□是	□否
5.服从领导安排，配合相关部门的调查工作。维持病房正常的医疗秩序	□是	□否

五十四、住院患者身体约束风险清单

风险点：身体约束不当引起皮肤损伤等并发症		
操作要点	完成情况	
1.约束前评估：每班使用身体约束量表对患者进行评估（包括意识、肌力、行为、仪器设备）	□是	□否
2.知情同意：约束前向家属解释，签署约束告知同意书（紧急情况下先约束后告知）	□是	□否
3.医嘱开立：与实际相符	□是	□否
4.用具选择：患者有抓伤、自行拔管行为时，使用约束带、约束手套来约束上肢；患者躁动、有攻击性行为时，使用约束带约束四肢；患者使用支持生命的治疗、设备，且有躁动和攻击性行为时，使用约束带、约束背心同时约束四肢和躯干，禁止约束头部和颈部	□是	□否
5.约束实施：遵循最小化约束、患者有利原则，每4h动态评估并及时调整约束决策；保持约束肢体的功能位及一定活动度，约束用具松紧度以能容纳1～2横指为宜，约束部位给予皮肤保护；约束用具固定在患者不可及的固定物体上；约束中宜使用床档，病床制动并降至最低位；每2h观察、每班记录约束松紧度、局部皮肤颜色、温度、血运等情况；记录约束的原因、部位、用具、执行时间、实施者等	□是	□否
6.约束解除：当患者出现下列情况之一，解除约束并记录：患者意识清楚，情绪稳定，精神或定向力恢复正常，可配合治疗及护理，无攻击、拔管行为或倾向；患者深度镇静状态、昏迷、肌无力；支持生命的治疗/设备已终止；可使用约束替代措施	□是	□否

第二节 专科操作流程风险清单

一、化疗药物防护风险清单

风险点：化疗药物外溢导致职业暴露		
操作要点	完成情况	
1. 使用化疗药物的科室应配备化疗药物防护箱	□是	□否
2. 配制化疗药物前 30min 启动生物安全柜，紫外线空气消毒	□是	□否
3. 配制化疗药物的护士洗手，穿隔离衣，戴帽子、口罩、眼罩或面屏，戴 PVC 手套及乳胶手套，操作台面垫防渗透吸水垫（一次性中单），按规范配制化疗药物	□是	□否
4. 配制结束后用 75% 酒精擦拭消毒生物安全柜，紫外线空气消毒 30min	□是	□否
5. 给药时宜戴双层手套、一次性口罩；静脉给药时采用全密闭式输注系统（非 PVC 输液软袋）	□是	□否
6. 与化疗药物相关的所有垃圾按医疗废物处理	□是	□否

二、化疗药物外溢处置风险清单

风险点：化疗药物外溢污染环境及操作者		
操作要点	完成情况	
1. 操作者穿戴个人防护用品	□是	□否
2. 标明污染范围，粉剂药物外溢时使用湿纱布垫擦拭，水剂药物外溢时使用吸水纱布垫吸附，污染表面使用清水清洗	□是	□否
3. 如药液不慎溅在皮肤或眼睛内，立即使用清水反复冲洗	□是	□否
4. 上报不良事件（护理事件–其他类），记录外溢药物名称、时间、溢出量、处理过程及受污染人员	□是	□否

三、化疗药物使用风险清单

风险点：化疗药物用药错误；外渗致组织坏死、溃烂		
操作要点	完成情况	
1. 医生开立化疗医嘱后，医生核对签字，两名护士核对医嘱，打印输液卡及瓶贴，核对无误后双方签字	□是	□否
2. 配药前双人核对药物名称、剂量、溶媒、用法等，配药后双方再次确认并签字。（需要核算剂量时双人分别核算，清楚无误后方可配制）	□是	□否
3. 床头挂"高风险药物正在输注"标识	□是	□否
4. 输注前 PDA 扫码核对，并在输液卡上签字	□是	□否
5. 确认静脉通路完好：中心静脉导管，确认回血正常；留置针，确认穿刺部位无肿胀、回血正常	□是	□否

6. 使用输液泵控制滴数	□是	□否
7. 用药期间每 30min 巡视 1 次，询问患者有无恶心、呕吐、心慌、气促、穿刺点疼痛等，如发现异常，报告医生，及时处理	□是	□否
8. 做好护理记录	□是	□否

四、外周静脉输入化疗药物外渗风险清单

风险点：化疗药物外渗致皮下组织坏死		
操作要点	完成情况	
1. 评估药物性质及患者病情、血管等状况，建议采用中心静脉导管输注。特殊情况下若选择外周静脉输注，须选择留置针，严禁使用一次性钢针，同时充分告知患者风险并签署《特殊药物经外周静脉输注风险告知书》。发疱性药物必须经中心静脉导管输注	□是	□否
2. 选择粗、直、弹性好的静脉，避开关节、瘢痕处、炎症处、手背等部位。同一静脉在 24h 内不应重复穿刺	□是	□否
3. 用无刺激性药液建立静脉通路。输注化疗药物时应看到静脉回血后方可给药	□是	□否
4. 输注过程中每 15 ～ 30min 进行巡视，观察穿刺局部有无红、肿、痛等情况。告知患者如穿刺点出现以上情况，立即关闭输液调节器，并按床头铃呼叫护士	□是	□否
5. 一旦发生药物外渗或疑似外渗，应立即停止输注，尽力回抽渗漏的药液，再拔出留置针。根据药物性质酌情进行局部封闭、冷敷或热敷、药物外涂等处理，并抬高患肢，避免局部受压，观察外渗局部情况。当事人跟踪患者情况直至无异常	□是	□否

五、围手术期抗菌药物执行风险清单

风险点：未正确执行围手术期抗菌药物医嘱，影响手术		
操作要点	完成情况	
1. 查看医嘱开立是否正确（目的为预防，时机为术前 30min）	□是	□否
2. 确认所带药品无误	□是	□否
3. 皮肤、黏膜切开前 0.5 ～ 1h 或麻醉开始时审核医嘱并给药，与麻醉医生确认	□是	□否
4. 万古霉素或喹诺酮类等需输注较长时间的药物，在术前 1 ～ 2h 开始给药	□是	□否
5. 审核术中追加抗菌药物医嘱并给药	□是	□否

六、患者心理评估及干预风险清单

风险点：未及时识别心理异常患者并进行预防。		
操作要点	完成情况	
风险评估 1. 评估时机 （1）普通病区发现患者有情绪低落、认知障碍、失眠、躯体不适时进行心理评估，或根据疾病特点进行评估 （2）肿瘤患者入院当天完成评估	□是	□否

2. 复评时机：对评估为中重度、重度抑郁患者，跟踪转归	□是	□否
分级心理干预 3. 无抑郁（0～4分）：常规心理护理	□是	□否
4. 轻度抑郁（5～9分）：责任护士采取倾听、共情、疏导、宣泄、叙事疗法、积极心理、音乐疗法、放松疗法等方式，给予患者良好的心理支持。报告管床医生，告诉家属，做好记录	□是	□否
5. 中度抑郁（10～14分）：关注情绪变化，书面告知家属，做好记录和交接；报告管床医生，医嘱留陪、加强巡视、给予心理支持，请心理或安宁小组会诊	□是	□否
6. 中重度抑郁（15～19分）：报告管床医生、护士长、科主任；医嘱留陪、24h严密看护；做好记录和交接，床尾悬挂"绿色笑脸"标识警示；书面告知家属，签署《患者自杀风险告知书》；上报心理或安宁项目组会诊；必要时请神经内科会诊；病房内危险物品妥善保管	□是	□否
7. 重度抑郁（20～27分）：请神经内科或精神科会诊，若严重损伤或治疗无效，建议转至专科进行心理治疗和（或）综合治疗。其他干预措施同中重度抑郁措施	□是	□否
8.PHQ-9条目9（有不如死掉或用某种方式伤害自己的念头）为自杀倾向评估，≥1分视为重度抑郁，采取干预措施	□是	□否
9. 进行心理干预后，需在护理记录单上记录	□是	□否

七、肌力评估操作风险清单

风险点：肌力评估错误		
操作要点	完成情况	
1. 核对患者信息（如住院号、姓名等）	□是	□否
2. 评估患者（意识、合作程度、有无疼痛、是否剧烈运动及穿衣过紧）	□是	□否
3. 协助患者取平卧位	□是	□否
4. 通过屈肘、伸腕、伸肘、握手，评估患者左右肱二头肌、桡侧腕长伸肌、桡侧腕短伸肌、肱三头肌、指伸屈肌的力量	□是	□否
5. 通过屈髋、伸膝、背伸踝、跖屈踝，评估患者左右下肢髂腰肌、股四头肌、胫骨前肌、腓肠肌的力量	□是	□否
6. 根据评估情况判断患者病情变化，在护理记录单上记录，并告知医生，遵医嘱进行处理	□是	□否

八、偏瘫患者的良肢摆放风险清单

风险点：关节僵硬，肌肉萎缩		
操作要点	完成情况	
1. 偏瘫患者取患侧卧位时患侧上肢外展，掌心朝上，患腿稍屈曲	□是	□否
2. 健侧卧位时，患侧上臂前伸，患腿软枕支撑	□是	□否
3. 仰卧位时患肩下垫枕，掌心朝上，患侧髋部垫枕，足中立	□是	□否
4. 坐位时患臂下垫枕或佩戴肩带	□是	□否

九、呼吸机相关性肺炎风险清单

风险点：呼吸机相关性肺炎		
操作要点	完成情况	
1. 每日准确评估呼吸机及气管插管、气管切开的脱机、拔除指征	□是	□否
2. 无床头抬高，禁忌抬高床头 30°～45°	□是	□否
3. 每 6～8h 行口腔护理 1 次，并记录，保持患者口腔清洁，无异味	□是	□否
4. 每 6～8h 测量气囊压力 1 次，气囊压力维持在 25～30cmH$_2$O	□是	□否
5. 开放式吸痰时吸痰管一用一更换，密闭式吸痰管每周更换，如有污染或破损，及时更换，吸痰用冲洗罐内积液满 2/3 时及时更换	□是	□否
6. 按需行口腔吸引，翻身前及口腔护理时及时进行口腔吸引	□是	□否
7. 详细记录痰液的颜色、性状、量	□是	□否
8. 危重症患者肠内营养采用持续喂养的方式	□是	□否
9. 呼吸机及其管路与附件清洁，无污染	□是	□否
10. 呼吸机管路位置应低于人工气道，保持正确位置和适当的弧度	□是	□否
11. 积水杯内冷凝水 < 1/2 容积，改变患者体位前清除呼吸机管路内的冷凝水	□是	□否

十、介入术后使用股动脉压迫器风险清单

风险点：介入术后穿刺侧肢体出血、缺血、血栓形成及肺栓塞		
操作要点	完成情况	
1. 观察穿刺点无渗血、周围皮肤无血肿、无瘀青、无硬结	□是	□否
2. 观察穿刺侧下肢皮温、色泽、感觉及足背动脉搏动情况	□是	□否
3. 术后穿刺侧肢体制动 8h，压迫器每隔 2h 逆时针松 2 圈，观察有无出血	□是	□否
4. 指导患者穿刺侧肢体遵医嘱行踝泵运动，健肢床上活动	□是	□否
5. 凝血功能正常者 8h 后取压迫器，注意观察有无出血	□是	□否
6. 特殊情况下遵医嘱执行	□是	□否

十一、术前准备操作风险清单

风险点：术前准备不足致手术延误、术中危及患者生命		
操作要点	完成情况	
1. 核对患者相关信息	□是	□否
2. 指导床上大小便、术前功能锻炼，填写健康教育执行单	□是	□否
3. 完善术前检查（如心电图）	□是	□否
4. 遵医嘱备血、皮试等	□是	□否
5. 发放干净患服，通知患者禁食水	□是	□否
6. 告知术后物品准备（中单、便盆、便壶等）	□是	□否
7. 术前排便，必要时遵医嘱灌肠	□是	□否

十二、清洁手术术前皮肤准备风险清单

风险点：术后感染		
操作要点	完成情况	
1. 术前 1d 指导择期手术患者温水浸泡患肢（手或足）2次	□是	□否
2. 修剪指甲、趾甲，切勿损伤皮肤	□是	□否
3. 指导患者使用清洁剂洗头、洗澡	□是	□否
4. 手术部位重点清洗，沐浴后用 0.5% 碘附或 75% 酒精纱布局部擦拭，自然待干	□是	□否

十三、患者入手术室交接风险清单

风险点：核对错误导致手术延误，引起纠纷		
操作要点	完成情况	
1. 护士床旁核对患者身份、手腕带、手术标识；嘱患者排空膀胱	□是	□否
2. 测量生命体征	□是	□否
3. 准备影像资料、术中带药	□是	□否
4. 与手术室工作人员重点交接皮肤、管道	□是	□否
5. 填写手术转运交接单	□是	□否

十四、病区接手术患者风险清单

风险点：交接不到位致严重并发症，甚至有生命危险		
操作要点	完成情况	
1. 核对患者信息（姓名、住院号、手术部位等），协助将患者搬运到病床，摆放合适的体位	□是	□否
2. 检查输液通道、输血通道，固定所有导管	□是	□否
3. 测量生命体征，进行心电监护、吸氧	□是	□否
4. 术后宣教，饮食指导，填写宣教单，挂标识	□是	□否
5. 填写手术患者转运交接单、麻醉总结随访单，完善护理记录	□是	□否
6. 当天重点交班（皮肤、管路、治疗等）	□是	□否

十五、阴道内操作风险清单

风险点：阴道内遗留物品		
操作要点	完成情况	
1. 核对患者信息	□是	□否
2. 询问患者性交史及有无禁忌证（妊娠、出血等）	□是	□否
3. 操作后查看患者阴道内有无遗留物	□是	□否
4. 告知患者注意事项	□是	□否

十六、宫腔镜操作风险清单

风险点：突发咳嗽、胸痛、头晕等不适		
操作要点	完成情况	
1. 辅助宫腔镜时，排净生理盐水管内的空气	□是	□否
2. 每15min观察1次患者的生命体征（心率、呼吸、血压、血氧饱和度），并询问有无咳嗽、胸痛、头晕等不适	□是	□否
3. 一旦发现患者出现异常，立即停止手术操作，报告医生，将患者置于左侧头低足高卧位	□是	□否
4. 通知科主任和护士长，通知同事立即推急救车配合抢救，予心电监护、高流量面罩吸氧（8～10L/min）	□是	□否
5. 遵医嘱急查血、血气分析；建立静脉通路（22G留置针），快速扩容，遵医嘱予肾上腺素、去甲肾上腺素升压，肝素抗凝等	□是	□否

十七、危重症患儿静脉穿刺申请急会诊风险清单

风险点：危重症患儿静脉穿刺急会诊时间延误引发医疗纠纷		
操作要点	完成情况	
1. 先评估患儿静脉血管能否穿刺成功	□是	□否
2. 如患儿血管条件差，电话联系儿科门诊，请求急会诊并告知患儿病情	□是	□否
3. 监测患儿生命体征，为静脉穿刺准备用物	□是	□否
4. 协助会诊护士完成静脉穿刺	□是	□否
5. 完善会诊记录	□是	□否

十八、新生儿先天性疾病筛查采血风险清单

风险点：新生儿皮肤划伤、血片丢失		
操作要点	完成情况	
1. 核对信息：床号、母亲姓名、住院号、出生时间（大于48h）、新生儿性别	□是	□否
2. 正确填写采血卡片	□是	□否
3. 选择合适的针头，禁止分离针头；将新生儿置于婴儿车内采血	□是	□否
4. 血片放于置物架上自然晾干后，置于2～8℃冰箱内	□是	□否
5. 家属扫码，填写相关信息，并完善足底血采血登记本	□是	□否
6. 责任组跟踪血片及储存情况	□是	□否

十九、新生儿娩出后信息登记漏项风险清单

风险点：信息登记漏项致新生儿预防接种超时		
操作要点	完成情况	
1.婴儿车上挂床号，清点接婴用物，推至手术室（产房）门口	□是	□否
2.接婴者与母亲核对信息，填写新生儿手腕带及腰牌（母亲姓名、床号、住院号、分娩方式）	□是	□否
3.新生儿出生后按足印、称体重、量身长，完善新生儿手腕带及腰牌（性别、身长、体重）并将手腕带系于新生儿右手腕处，腰牌系于新生儿外衣处	□是	□否
4.与家属交接时，核对产妇信息，包括床号、姓名、身份证号（由产妇提前告知家属）	□是	□否
5.电脑系统内录入新生儿信息，打印新生儿脚环，并系于右踝处，PDA建母乳喂养个案	□是	□否
6.告知家属新生儿安全防范措施并签字，登记新生儿信息本、围产儿登记本、新生儿安全告知本、分娩登记本、新生儿疾病筛查本。转科时需填写新生儿疾病筛查卡	□是	□否

二十、新生儿预防接种注射安全核查风险清单

风险点：使用过期疫苗		
操作要点	完成情况	
1.接种操作前进行"三查八对"	□是	□否
2.核对疫苗品种，检查疫苗外观质量及有效期	□是	□否
3.同家属一起核对疫苗批号及有效期，按近效期原则优先使用，登记出入库登记本	□是	□否
4.进行安全注射	□是	□否
5.填写新生儿信息采集卡	□是	□否

二十一、瞳孔观察操作风险清单

风险点：观察结果错误致延误病情		
操作要点	完成情况	
1.核对患者信息（如住院号、姓名等），评估患者意识	□是	□否
2.备齐用物至患者床旁	□是	□否
3.瞳孔对光反射评估和瞳孔大小判定：评估者一手拇指、示指拨开患者上下眼睑，将光源移向一侧瞳孔中央并迅速移开，瞳孔感光后迅速缩小为直接对光反射灵敏，同样的方法观察另一侧瞳孔的对光反射，未被直接照射的另一侧瞳孔同时缩小为间接对光反射灵敏。在检查患者瞳孔对光反射的同时，观察患者瞳孔大小	□是	□否
4.操作后再次核对患者信息	□是	□否
5.根据评估结果判断患者病情变化，在护理记录单上记录，并告知医生，遵医嘱进行处理	□是	□否

二十二、泪道冲洗操作风险清单

风险点：假道形成、泪道感染、出血	
操作要点	完成情况
1. 冲洗时固定患者头部	□是　□否
2. 泪道狭窄者，使用泪道扩张器。慢性泪囊炎者，冲洗前先压迫泪囊部，挤出分泌物。急性感染时避免加压冲洗	□是　□否
3. 冲洗时动作轻柔，遇到阻力时不可强行推进，避免假道形成及泪道损伤	□是　□否
4. 冲洗完毕，擦拭眼部分泌物及液体	□是　□否

二十三、洗胃操作风险清单

风险点：误吸、出血	
操作要点	完成情况
1. 评估患者有无呼吸抑制、洗胃禁忌证等	□是　□否
2. 做好清醒患者及其家属的解释工作，取得配合，置牙垫，取左侧卧位，头稍低并偏向一侧，适当约束	□是　□否
3. 昏迷患者头偏向一侧，洗胃前行气管插管，气囊充气，防止误吸	□是　□否
4. 持续心电监护，观察患者生命体征与意识变化	□是　□否
5. 洗胃过程中观察液体出入量，保持灌入液量与抽出液量平衡，观察洗出液颜色、性状、量，若出现红色或血性液体，立即停止洗胃并及时通知医生处理	□是　□否
6. 一旦发生误吸，立即停止洗胃，取头低右侧卧位，吸出气道内吸入物	□是　□否

二十四、有创动脉血压监测风险清单

风险点：有创动脉血压监测影响肢体远端血供	
操作要点	完成情况
1. 穿刺前评估肢体侧支循环情况	□是　□否
2. 监测过程中观察并记录肢体末端颜色及温度变化	□是　□否
3. 每班交接	□是　□否
4. 拔管后按压 10min，凝血功能障碍者按压 15min，观察穿刺点周围皮肤	□是　□否

二十五、血液净化止血带安全使用风险清单

风险点：内瘘穿刺后止血带未松解导致严重后果	
操作要点	完成情况
1. 扎止血带时保证衣袖不会遮挡止血带	□是　□否
2. 遵循"一打一松"原则	□是　□否
3. 穿刺完毕，将患者的止血带置于床尾显眼位置，便于双人核对	□是　□否
4. 健康宣教：告诉患者及其家属注意观察内瘘侧肢体情况	□是　□否

二十六、手术器械闭合式包装风险清单

风险点：手术器械闭合式包装方法错误		
操作要点	完成情况	
1. 检查器械清洗质量和性能质量	□是	□否
2. 核对物品种类、数量、规格，根据清单要求装配器械	□是	□否
3. 包内放灭菌指示卡	□是	□否
4. 内层包布包装	□是	□否
5. 放置器械清单，外层包布包装	□是	□否
6. 贴灭菌指示胶带和条码标识	□是	□否

二十七、供应室职业暴露风险清单

风险点：职业暴露		
操作要点	完成情况	
1. 回收污染物品时，应戴圆帽、手套等，避免裸手接触污染物品	□是	□否
2. 进入去污区按规范着装：戴圆帽、口罩、护目镜或面罩，穿防护服或防水围裙、专用鞋	□是	□否
3. 根据器械污染程度和材质正确分类，将锐器合理放置于篮筐中，动作轻柔，避免器械碰撞、液体飞溅	□是	□否
4. 进入检查包装区时戴圆帽，穿专用鞋，必要时戴口罩和手套	□是	□否
5. 检查包装器械时，动作轻柔，避免器械相互碰撞，锐器尖端加保护套	□是	□否
6. 一旦发生职业暴露，按职业暴露处理流程进行处理并上报	□是	□否

二十八、无菌物品生物监测异常风险清单

风险点：无菌物品生物监测异常		
操作要点	完成情况	
1. 每日检测灭菌器，确保性能完好	□是	□否
2. 选择合格的生物测试包且对照管属于同一批次	□是	□否
3. 正确放置生物指示剂	□是	□否
4. 按时准确判断监测结果	□是	□否
5. 发生生物监测阳性时按照应急流程处理	□是	□否

二十九、中心静脉导管（CVC）发生空气栓塞风险清单

风险点：空气栓塞导致患者死亡		
操作要点	完成情况	
1. 每班确认 CVC 妥善固定；输液接头无破损且连接紧密	□是	□否
2. 输液时及时更换液体，防止空气进入体内	□是	□否
3. 更换接头要点 （1）取下接头时确保导管呈夹闭状态 （2）消毒导管接口时，导管开口朝下	□是	□否
4. 拔管时患者取仰卧位或头低足高位	□是	□否
5. 拔管后使用无菌纱布、透明敷贴覆盖穿刺点至少 24h，其中人工压迫至少 10min	□是	□否
6. 病情允许时，拔管后 30min 内让患者处于平躺或半卧位	□是	□否

三十、中心静脉导管（CVC）非计划拔管风险清单

风险点：非计划拔管影响患者治疗		
操作要点	完成情况	
1. 风险评估 （1）建立《管道滑脱评估单》，并规范评估和管理，高风险患者床头挂"防脱管"标识 （2）每日评估导管留置的必要性，尽早拔管	□是	□否
2. 风险防范 （1）每日评估维护时间、导管置入深度、敷料粘贴的牢固性，高风险患者每班交接 （2）烦躁等特殊患者可遵医嘱行保护性约束或镇静	□是	□否
3. 导管固定 （1）宜选用无缝线导管固定装置，减少导管移动 （2）使用无菌透明敷料固定导管，至少每 7d 更换 1 次。若出汗多、穿刺点出血或渗液，可选用纱布敷料，至少每 2d 更换 1 次 （3）导管和延长管固定良好，无松动、卷边等情况，出现异常时及时维护 （4）注明敷料更换时间及导管置入深度	□是	□否
4. 维护要点 （1）维护时逆导管方向拆除原有敷料 （2）消毒时避免过度牵拉导管 （3）消毒液充分待干后，以穿刺点为中心无张力粘贴敷料并塑形，用蝶形胶布加以固定	□是	□否
5. 健康教育 （1）告知患者及其家属预防非计划拔管的重要性，按期维护 （2）敷料下皮肤出现瘙痒等不适时及时告知医务人员，勿自行抓挠 （3）减少置管部位的活动，避免造成导管过度牵拉和撞击	□是	□否
6. 信息上报：因各种原因发生非计划拔管时，及时上报不良事件	□是	□否

三十一、经外周静脉穿刺中心静脉置管（PICC）非计划拔管风险清单

风险点：非计划拔管影响患者治疗	
操作要点	完成情况
1. 风险评估 （1）建立《管道滑脱评估单》，并规范评估和管理，高风险患者床头挂"防脱管"标识 （2）每日评估导管留置的必要性，尽早拔管	□是　　□否
2. 风险防范 （1）每日评估维护时间、导管置入深度、敷料粘贴的牢固性，高风险患者每班交接 （2）儿童等活动多的患者可使用网状弹力袖套等额外固定装置 （3）烦躁等特殊患者可遵医嘱行保护性约束或镇静	□是　　□否
3. 导管固定 （1）使用无菌透明敷料固定导管，至少每7d更换1次。若出汗多、穿刺点出血或渗液，可选用纱布敷料，至少每2d更换1次 （2）导管和延长管固定良好，无松动、卷边等情况，出现异常时及时维护 （3）注明敷料更换时间及导管置入深度	□是　　□否
4. 维护要点 （1）维护时逆导管方向拆除原有敷料 （2）消毒时避免过度牵拉导管 （3）消毒液充分待干后，以穿刺点为中心无张力粘贴敷料并塑形，用蝶形胶布加以固定	□是　　□否
5. 健康教育 （1）告知患者及其家属预防非计划拔管的重要性，按期维护 （2）洗澡时可使用保鲜膜、防水保护套等对敷料加以保护 （3）置管侧肢体避免剧烈活动或过度拉伸，避免提5kg以上重物 （4）敷料下皮肤出现瘙痒等不适时及时告知医务人员，勿自行抓挠	□是　　□否
6. 信息上报 （1）若出现中、重度非计划拔管（≥5cm），及时报告医生，请静脉治疗小组会诊 （2）因各种原因发生非计划拔管时，及时上报不良事件	□是　　□否

三十二、预防中心静脉导管堵管风险清单

风险点：中心静脉导管堵管影响患者治疗	
操作要点	完成情况
1. 每班交接，检查接头和导管内有无回血	□是　　□否
2. 输液前，用0.9%氯化钠溶液20mL脉冲式冲管，遇阻力时不可强行推注	□是　　□否
3. 每日交替选择接头输注液体	□是　　□否
4. 输液结束，用0.9%氯化钠溶液20mL脉冲式冲管，保证长短接头处均无回血，正压封管	□是　　□否

三十三、中心静脉置管后血栓引起肺栓塞风险清单

风险点：肺栓塞		
操作要点	完成情况	
1. 观察导管通畅情况，怀疑有血栓堵管时不得强行冲管	□是	□否
2. 每班交接。置管侧肢体出现肿胀，立即通知医生进行处理	□是	□否
3. 确诊血栓形成后，暂勿使用导管	□是	□否
4. 遵医嘱行抗凝、溶栓治疗	□是	□否
5. PICC 置管侧肢体抬高、保暖，禁忌局部挤压、按摩，不做剧烈运动	□是	□否
6. 避免剧烈咳嗽、用力排便等使静脉压增高的因素	□是	□否
7. 拔管前另建留置针通路，拔管后患者卧床 30min。备齐急救设备	□是	□否
8. 一旦出现肺栓塞症状（胸痛、呼吸困难、口唇发绀、心动过速、意识不清甚至昏迷等），立即将患者置于左侧头低足高卧位，给予吸氧，配合医生进行急救处理	□是	□否

三十四、植入式输液港（PORT）药物渗漏风险清单

风险点：药物渗漏		
操作要点	完成情况	
1. 每班交接，观察港体有无移位、翻转，局部有无压痛、肿胀等异常	□是	□否
2. 禁止使用 PORT 高压注射造影剂（耐高压导管除外），以免导管破裂	□是	□否
3. 根据患者皮下脂肪厚度选择型号合适的无切割穿刺针，确认无切割穿刺针在位、回血通畅并妥善固定，禁止使用普通注射针头	□是	□否
4. 无刺激性药液滴注顺利后由受过专业培训的护士输注刺激性药物或发疱性药物	□是	□否
5. 使用 10mL 及以上的注射器推注药液或冲管	□是	□否
6. 预防导管夹闭综合征（Pinch-off 综合征），防止导管损伤或断裂：置管侧上肢减少活动、避免提重物以及输液时避免抬臂或改变体位，每隔 1～3 个月行 X 线检查，观察导管是否断裂或脱出。若发现损伤或断裂，立即联系医生取出导管	□是	□否
7. 一旦发生药物外渗，停止输液，尽力回抽渗漏的药液，根据药物性质进行应急处理，并密切观察局部情况	□是	□否

三十五、透析管非计划拔管风险清单

风险点：透析管非计划拔管影响患者治疗，引起大出血，甚至危及生命		
操作要点	完成情况	
1. 透析患者和家属掌握非计划拔管的风险（大出血及生命危险）、穿脱衣服的方法	□是	□否
2. 每班查看管道固定的缝线及敷料是否完好，如有松动或渗血渗液，立即更换	□是	□否
3. 透析管穿刺点用透明敷料或无菌纱布固定，尾端用高举平台法固定，敷料紧密覆盖导管，无外露	□是	□否
4. 对有意识障碍、代谢性脑病、精神异常的置管患者，采用手帕式手套约束	□是	□否

三十六、透析管破裂风险清单

风险点：透析管破裂影响患者治疗	
操作要点	完成情况
1.给携带透析管的患者护理时动作轻柔，导管周围不要放置尖锐物品以免误伤	□是 □否
2.导管与管路对合时注意平行，且不要用力拧紧，下机时肝素帽不要拧太紧，避免用器械拧开	□是 □否
3.如发现破裂漏气，立即下机处理	□是 □否
4.科室行物品安全管理，发现问题导管时及时向厂家反馈情况，进行质量整改	□是 □否

三十七、负压封闭引流技术（VSD）风险清单

风险点：出血、堵塞、感染	
操作要点	完成情况
1.VSD 负压调节在 –450～–125mmHg，保证管道通畅、紧密连接	□是 □否
2.保持有效负压：VSD 敷料明显瘪陷，薄膜下无积液	□是 □否
3.保持引流瓶低于切口/伤口 60～100cm。引流瓶内引流液达 2/3 时及时倾倒	□是 □否
4.每班观察引流液颜色、性质及量。引流出血性液体时应及时通知医生处理	□是 □否
5.引流不畅：查看各接口的密封状态，系膜有无破损	□是 □否
6.引流管堵塞：经引流管逆行缓慢注入生理盐水，浸泡 VSD 敷料 10～15min 使其变软，重新接通负压源，效果不佳时及时报告医生处理	□是 □否

第五章

仪器设备风险清单

第一节 仪器设备日常保养与维护风险清单

一、除颤仪日常保养与维护风险清单

操作要点		完成情况	
设备外观	1. 外观整洁、无缺陷	□是	□否
	2. 旋钮、按键、开关无松动或破损	□是	□否
	3. 附件无短缺	□是	□否
	4. 电极板金属表面无氧化	□是	□否
	5. 导联线、电极板连接正常	□是	□否
	6. 记录纸充足	□是	□否
安全	1. 电源线完好	□是	□否
	2. 导联线、电极板完好	□是	□否
	3. 实时充电，保持电池电量充足	□是	□否
	4. 在专区进行自检，远离患者及工作人员	□是	□否
性能	1. 每日一次开机自检，做好记录或打印粘贴测试结果	□是	□否
	2. 每周至少一次充放电检测，打印粘贴测试结果	□是	□否
	3. 记录仪、指示灯、显示器、电池电量正常	□是	□否
	4. 实时时钟准确	□是	□否
	5. 报警设置正常	□是	□否
清洁	使用后清洁连接附件和设备表面	□是	□否

二、呼吸机日常保养与维护风险清单

操作要点		完成情况	
设备外观	1. 外观整洁、无缺陷	□是	□否
	2. 旋钮、按键、开关无松动或破损	□是	□否
	3. 附件无短缺	□是	□否
	4. 无杂物遮挡出入风口	□是	□否
安全	1. 电源线完好	□是	□否
	2. 呼吸回路、湿化器清洗消毒并在有效期内	□是	□否
	3. 机械连接部件无松动、脱落、破裂	□是	□否
性能	1. 常规自检通过	□是	□否
	2. 呼吸回路正常	□是	□否
	3. 报警设置正常	□是	□否
清洁	使用后清洁设备表面及附件	□是	□否

三、其他医疗设备日常保养与维护风险清单

操作要点		完成情况	
设备外观	1. 外观整洁、无缺陷	□是	□否
	2. 旋钮、按键、开关无松动或损坏失灵	□是	□否
	3. 附件无短缺	□是	□否
	4. 设备使用环境良好，无杂物遮挡	□是	□否
	5. 导联、探头、电极或管道连接正常	□是	□否
安全	1. 电源线完好	□是	□否
	2. 引线、插头、连接器无氧化或破损	□是	□否
	3. 机械连接部件无松动、脱落、破裂	□是	□否
性能	1. 自检通过	□是	□否
	2. 基本功能正常	□是	□否
	3. 数据结果无明显差异	□是	□否
	4. 记录仪、显示灯、显示器正常	□是	□否
清洁	使用后清洁连接附件和设备表面	□是	□否

第二节 急救、生命支持类设备操作风险清单

一、除颤仪操作风险清单

操作要点	完成情况	
1. 检查机器完好，开机	□是	□否
2. 选择合适的除颤方式、能量，电极板涂抹导电糊，充电	□是	□否
3. 电极板放置于正确位置，确认与患者连接良好，按下电极板上的"放电"或"除颤"按键	□是	□否
4. 使用完毕后，关闭除颤仪电源开关，然后断开电源连接	□是	□否
5. 除颤仪清洁后还原到定点位置，接交流电源	□是	□否

二、心电监护仪操作风险清单

操作要点	完成情况	
1. 检查机器完好，连接电源，开机	□是	□否
2. 录入患者基本信息（姓名、性别、年龄、住院号），选择模式（成人、小儿、新生儿）并确认	□是	□否
3. 患者生命体征正常时报警界限设置：50 次 /min ≤ 心率 ≤ 120 次 /min，8 次 /min ≤ 呼吸频率 ≤ 30 次 /min，90mmHg ≤ 收缩压 ≤ 150mmHg，60mmHg ≤ 舒张压 ≤ 90mmHg，血氧饱和度 ≥ 90%	□是	□否
4. 患者生命体征异常时报警界限设置：以患者生命体征为基数，上限设置为 +20%，下限设置为 –10%；心率下限不低于 40 次 /min；呼吸下限不低于 8 次 /min，新生儿不低于 25 次 /min；血氧饱和度不低于 85%，并打开报警开关	□是	□否
5. 手动调节血压测量间隔时间	□是	□否

三、输液泵操作风险清单

操作要点	完成情况	
1. 核对医嘱，备齐用物	□是	□否
2. 连接输液泵电源，根据患者情况调节输液泵高度，妥善固定	□是	□否
3. 将输液器安装在输液泵上，关好舱门	□是	□否
4. 打开输液泵开关，按医嘱设定输液速度后按下启动键，开始输液	□是	□否
5. 整理用物，洗手，做好相关记录	□是	□否

四、转运设备使用风险清单

操作要点	完成情况	
1. 各病区设定转运设备种类及数量，定位放置，标识清楚	□是	□否
2. 设备管理员每 3 个月检查 1 次病区所有设备功能及待机时长，功能完好的贴"完好"标识，待机时长 > 1h 的贴"转运设备"标识	□是	□否
3. 优先使用非转运设备，转运时须使用转运设备	□是	□否
4. 在病区内使用设备时须连接交流电源	□是	□否

五、急救车管理风险清单

操作要点	完成情况	
1. 急救车定位存放，专人负责，责任人标识清晰	□是	□否
2. 急救车按 7S 管理，物品及药品摆放与示意图一致	□是	□否
3. 急救车药品摆放遵循近效期先用原则，效期 3 个月内贴"近效期"警示标识，效期 1 个月内的药物及时更换。高警示药品贴高警示标识。液体带外包装袋保存	□是	□否
4. 急救车物品管理：中心吸痰、吸氧装置干燥保存，悬挂于急救车一侧，每周更换瓶体，检查急救设备是否能正常使用。压舌板独立包装，金属压舌板须缠纱布	□是	□否
5. 急救车内各种药品、物品使用后，应由当班者及时清点、补充、整理、归还原处。若使用后未能及时补充，需在使用及补充记录里如实注明，并做好交接	□是	□否
6. 急救车实施封条管理 （1）检查：每班护士、护士长或急救车责任人每周检查封条完整并在效期内，急救车侧面悬挂的急救器械数量正确、功能处于备用状态 （2）不论何种原因开启封条或发现封条不完整，须重新进行核对和封存，封条上标注责任人及失效时间。失效时间为近效期药品或无菌物品到期时间 （3）护士长或急救车责任人在封条效期失效前开封清点，检查急救车内药品、物品的效期、质量、数量，核对无误后贴上封条	□是	□否

六、急救、生命支持类设备应急调配风险清单

操作要点	完成情况	
1. 抢救时，急救、生命支持类设备不够用或突发故障且无替代设备时，操作人员应及时报告科主任或护士长	□是	□否
2. 依据《急救、生命支持类设备共享信息表》按就近原则借调	□是	□否
3. 通知设备科人员维修	□是	□否
4. 调用设备使用完毕，借用科室做好清洁、消毒工作后送还借出科室，双方做好相应记录	□是	□否

第三节　专科设备操作风险清单

一、腹腔镜操作风险清单

操作要点	完成情况	
1. 连接电源，气腹机 CO_2 端口与吊塔上 CO_2 端口连接	□是	□否
2. 连接气腹管、摄像头、光纤，并依次打开开关	□是	□否
3. 穿刺针进入腹腔，按 "Start" 键充气	□是	□否
4. 使用完毕，按 "Stop" 键停止充气，依次关闭气腹机、摄像系统、光源机	□是	□否
5. 拔除气腹机、摄像机、冷光源管路	□是	□否
6. 断开腹腔镜设备总电源，清洁设备并定位放置	□是	□否

二、宫腔镜操作风险清单

操作要点	完成情况	
1. 连接电源、摄像头、光源线，安装宫腔镜进水管	□是	□否
2. 打开显示器、摄像机、冷光源、膨宫机	□是	□否
3. 打开膨宫机开关，设置膨宫机压力，压力范围为 80 ～ 100mmHg，不超过患者平均动脉压。平均动脉压 =[(收缩压 + 舒张压)×2]÷3	□是	□否
4. 按 "运行" 键冲水，排尽进水管内空气，气体排出后镜鞘方可进入宫腔	□是	□否
5. 使用完毕，按 "停止" 键。依次关闭并拔出膨宫机、冷光源、摄像机管路	□是	□否
6. 切断宫腔镜设备总电源，清洁设备并定位放置	□是	□否

三、高频电刀操作风险清单

操作要点	完成情况	
1. 连接电源，打开主机开关，机器自检	□是	□否
2. 根据术式、患者体重选择合适负极板，粘贴于合适部位	□是	□否
3. 根据手术部位调节输出功率	□是	□否
4. 将电刀与主机连接，按蓝键、黄键，检查电刀是否正常	□是	□否
5. 观察电刀使用情况、患者有无不良反应	□是	□否
6. 停用电刀，断开各连接线，关闭电源	□是	□否
7. 整理、擦拭各连接线，电刀处于备用状态	□是	□否

四、超声刀操作风险清单

操作要点	完成情况	
1. 检查机器完好，连接电源	□是	□否
2. 器械护士正确安装刀具、手柄、换能器	□是	□否
3. 换能器电源线插头端与主机连接	□是	□否
4. 打开主机电源，主机自检 3～5s	□是	□否
5. 刀头自检：自检时张开刀头前端，按手柄上任意键（"MAX"或"MIN"），在空气中自检，听到"滴滴"声后说明自检通过。超声刀即可使用	□是	□否
6. 使用结束，先关闭主机开关，拔出手柄线，拆除超声刀刀头，清洁设备，定位放置	□是	□否

五、暖风机操作风险清单

操作要点	完成情况	
1. 根据患者年龄选择合适温毯，将温毯置于患者非手术区域	□是	□否
2. 将送风口与温毯连接，打开电源开关	□是	□否
3. 根据患者需求（时段），选择合适温度（高、中、低）	□是	□否
4. 手术结束，关闭电源，断开送风口与温毯连接，并取下温毯	□是	□否

六、耳钻操作风险清单

操作要点	完成情况	
1. 检查机器完好，连接电源，开机	□是	□否
2. 耳钻电缆线插于主机手柄插孔，点对点连接，听到"咔"声，连接完成	□是	□否
3. 根据手术需要，选择合适钻头并安装。连接并冲洗管路	□是	□否
4. 根据手术者操作要求调节转速	□是	□否
5. 仪器使用完毕，先关闭主机电源再拔出耳钻电缆线，并清洁消毒	□是	□否

七、血液回收机操作风险清单

操作要点	完成情况	
1. 按照安装说明安装耗材	□是	□否
2. 打开抗凝调节器，冲洗双管管路	□是	□否
3. 开机按"继续"键，开始机器自检，自检完成后进入手动操作界面	□是	□否
4. 当储血罐中收集的血量达到 600～900mL 时即可按"进血"，进血前务必打开储血罐下方管夹	□是	□否
5. 当系统显示"监测到血层"时，停止黄色蠕动泵转动，按"清洗"键开始清洗	□是	□否
6. 清洗结束后，打开血袋下方大管夹，按"清空"键开始清空	□是	□否
7. 血液全部处理完成后方可将血袋中的红细胞回输给患者。回输时夹闭血袋下方大管夹，并打开相应小管夹	□是	□否

八、自动气压止血仪操作风险清单

操作要点	完成情况	
1. 检查机器完好，连接电源，开机	□是	□否
2. 根据患者年龄、手术部位选择合适的止血袖带。袖带缚于所需肢体部位，将袖带胶管连接到主机出气孔	□是	□否
3. 设置压力：按相应的"↑""↓"设置压力	□是	□否
4. 设置时间：按相应的"↑""↓"设置时间。上肢 < 60min；下肢 < 90min。每小时松袖带 10 ～ 15min	□是	□否
5. 抬高肢体，由远端向近端驱血，让血液回流。按"充气"键，开始自动向袖带充气，充气至设定压力值时，自动停止充气	□是	□否
6. 手术结束，按"放气"键，袖带缓慢放气，待压力值降至"0"时，袖带与主机出气孔断开，关闭电源开关，拆除袖带	□是	□否

九、腔镜下电刀、双极电凝操作风险清单

操作要点	完成情况	
1. 连接电源，单极（双极）脚踏	□是	□否
2. 打开主机开关，机器自检	□是	□否
3. 根据术式、患者体重选择合适负极板，粘贴于合适部位	□是	□否
4. 根据手术部位调节模式及输出功率	□是	□否
5. 将单极（双极）电凝连接线与主机连接，利用脚控测试单极电钩（双极电凝）输出功率	□是	□否
6. 观察使用情况和患者反应	□是	□否
7. 使用结束，断开各连接线，关闭电源	□是	□否
8. 整理、擦拭各连接线，电刀处于备用状态	□是	□否

十、关节恢复器（CPM 机）操作风险清单

操作要点	完成情况	
1. 核对医嘱，设置起始角度、终止角度、时间及速度	□是	□否
2. 让机器试运行 1 ～ 2 个来回，观察参数下机器运行是否正常	□是	□否
3. 连接患肢，观察运行情况，听取患者有无不适	□是	□否
4. 运行期间，按护理级别巡视	□是	□否

十一、胰岛素泵操作风险清单

操作要点	完成情况	
1. 检查机器是否完好、电量是否充足、时间是否正确	□是	□否
2. 遵医嘱准备胰岛素、储药器、输注管路	□是	□否
3. 将胰岛素泵马达复位，装存胰岛素后充盈排气	□是	□否
4. 核对医嘱并设置胰岛素基础量及餐时大剂量	□是	□否
5. 评估并选择穿刺合适部位，进行皮下注射，完成后对患者进行健康宣教	□是	□否

十二、妇检床使用风险清单

操作要点	完成情况	
1. 使用前询问患者有无性生活史	□是	□否
2. 检查妇检床是否牢固	□是	□否
3. 协助患者上床并摆体位	□是	□否
4. 操作结束后，协助患者穿好裤子，搀扶患者下床并站稳	□是	□否
5. 若发生跌倒、坠床，就地评估病情并紧急处理，报告医生及护士长	□是	□否

十三、中药熏蒸使用风险清单

操作要点	完成情况	
1. 评估患者病情，包括熏蒸处皮肤情况、局部移动能力、热度的承受能力，遵医嘱执行	□是	□否
2. 熏蒸处下方垫毛巾，防止床单位潮湿。注意保暖，防止受凉	□是	□否
3. 熏蒸过程中出现恶心、呕吐、胸闷、气促、虚脱、头晕等，立即停止熏蒸	□是	□否
4. 蒸汽喷杆与地面略大于90°，防止喷水或滴水，避免患者烫伤	□是	□否
5. 治疗中或结束后机器温度超过90℃时，勿打开容器盖或进行排液操作	□是	□否
6. 星形把手若出现滑牙或松动，立即联系厂家更换。防止喷液、喷气	□是	□否

十四、烤灯损坏风险防范清单

操作要点	完成情况	
1. 每1～2h巡视病房，观察烤灯情况及患肢温度和末梢血运	□是	□否
2. 告知患者及其家属发现烤灯损坏后及时告知护士并更换	□是	□否
3. 每班交接，如有异常，及时处理	□是	□否

十五、冰毯机操作风险清单

操作要点	完成情况	
1. 严格掌握冰毯机的适应证及禁忌证	□是	□否
2. 设置冰毯机温度	□是	□否
3. 持续肛温监测	□是	□否
4. 观察生命体征及心律的变化，如发现异常，及时报告医生，必要时停止亚低温治疗	□是	□否

十六、多导睡眠呼吸监测操作风险清单

操作要点	完成情况	
1. 连接电源，打开多导睡眠呼吸监测软件及信号放大器，输入患者基本信息	□是	□否
2. 清洁皮肤，正确安装电极，测量血氧饱和度	□是	□否
3. 开机调试设备	□是	□否
4. 完成设备定标、生理定标后，开始采集所有数据信号	□是	□否
5. 监测结束后数据存盘，关闭多导睡眠呼吸监测软件及信号放大器，整理各导联线	□是	□否
6. 打印测试结果，关闭电源	□是	□否

十七、血液净化透析机操作风险清单

操作要点	完成情况	
1. 回血结束后首先断开集中供液系统	□是	□否
2. 连透析液吸管至透析机 AB 液接头后还原	□是	□否
3. 还原透析机旁路	□是	□否
4. 按清洗消毒键开始消毒，并用含氯消毒液的抹布擦拭机器外观	□是	□否

第四节　仪器设备故障和报警风险清单

一、心电监护仪故障风险清单

操作要点	完成情况	
1. 落实日常维护与保养	□是	□否
2. 使用前，开机检查仪器是否能正常使用	□是	□否
3. 使用中，告知患者及其家属使用注意事项	□是	□否

4.故障排查及处理				
常见故障	原因	处理方法		
主屏无反应	（1）备用电池安放不正确	（1）取出备用电池，重新安装	□是	□否
	（2）未插电源或电源线连接松动	（2）连接交流电源，插紧电源线		
	（3）配件线路损坏	（3）更换配件线路		
心电波形异常	（1）电极片脱落、位置错误或人体接触不良	（1）检查或更换电极片，正确放置电极片		
	（2）导联线和仪器连接不紧密	（2）紧密连接导联线		
	（3）导联线损坏	（3）更换导联线		
血压监测异常	（1）患者体位及袖带位置不正确	（1）正确摆放体位及袖带位置		
	（2）肢体活动过度	（2）测量时肢体暂制动		
	（3）穿着衣物过多	（3）脱去多余衣物		
	（4）导联线损坏或袖带漏气	（4）更换导联线或袖带		
血氧饱和度监测异常	（1）指端有污迹	（1）清洁手指		
	（2）末梢循环不良	（2）保暖、更换测量部位		
	（3）同侧肢体正在测量血压	（3）在对侧肢体重新测量		
	（4）传感器故障	（4）更换传感器		
5.若为仪器故障，需及时更换，无替代设备时，可手动测量生命体征。故障设备挂"待修"标识并及时送修			□是	□否
6.仪器设备使用完毕后及时收回，清洁、消毒，使之处于备用状态			□是	□否

二、简易呼吸器故障风险清单

操作要点			完成情况	
1.定期对简易呼吸器进行检查、测试、安装，使之处于备用状态			□是	□否
2.使用时，如发生漏气或其他原因而无法正常工作，立即更换备用呼吸器			□是	□否
3.观察患者有无缺氧症状及生命体征变化			□是	□否
4.故障排查及处理				
常见故障	原因	处理方法		
通气故障	（1）活瓣漏气，导联连接不紧密	（1）妥善连接各部件，检查无松动，无漏气	□是	□否
	（2）气囊破损	（2）更换备用呼吸器		
无法通气	部件组装不正确	立即正确组装简易呼吸器		
5.如故障仍存在，挂"待修"标识并及时送修			□是	□否

三、呼吸机故障风险清单

操作要点	完成情况	
1. 使用前调节好呼吸机参数	□是	□否
2. 动态观察呼吸机监测参数：呼吸机频率、潮气量、气道峰压等	□是	□否
3. 每班评估气管插管深度、气囊压力，听诊双肺呼吸音，观察胸廓有无起伏、腹部有无胀气	□是	□否
4. 识别：患者突然出现烦躁或SpO_2进行性下降、呼吸机报警	□是	□否
5. 紧急处理 （1）呼吸机出现故障，立即断开呼吸机与气管导管的连接 （2）通知医生，连接简易呼吸器，进行辅助通气 （3）观察病情及生命体征变化，必要时复查血气分析，遵医嘱落实抢救措施 （4）及时用其他呼吸机替代。根据患者的病情调节参数，接模肺，待运行正常后连接患者	□是	□否
6. 查看故障的原因，不能排除的挂"待修"标识并及时送修	□是	□否
7. 做好交接班，完善护理记录。分析故障原因，上报不良事件	□是	□否

四、ECMO 患者转运途中仪器故障风险清单

操作要点	完成情况	
1. 评估患者病情及转运途中风险，由医生告知家属转运风险并履行签字手续	□是	□否
2. 转运前检查患者 ECMO 管路缝合、固定、所有接头的连接情况以及转运仪器设备的运转情况，确保连接紧密、仪器运转正常、电量符合转运要求	□是	□否
3. 合理安排能级对应的医护团队负责转运	□是	□否
4. 转运前联系转运电梯提前到位等候	□是	□否
5. 提前联系转运目的科室做好接收患者的各项准备工作	□是	□否
6. 出现故障后立即手动转动 ECMO 离心机，ECMO 仪器护士立即排查仪器故障，同时电话寻求工程师及设备维修人员帮助	□是	□否
7. 抢救的同时迅速将患者推回 ICU 或联系就近具备抢救条件的科室，进行应急处理	□是	□否
8. 观察患者生命体征及病情变化，并做好记录	□是	□否

五、中心负压吸引器故障风险清单

操作要点	完成情况	
1. 落实日常维护与保养	□是	□否
2. 使用中的中心负压吸引器发生故障时，分离吸痰管与中心吸引装置，更换电动吸痰器。如无备用电动吸痰器，用 50mL 注射器连接吸痰管抽吸	□是	□否
3. 观察患者呼吸道分泌物情况，必要时再次吸引	□是	□否

4. 故障排查及处理				
常见故障	原因		处理方法	□是　　□否
吸引力变弱	检查吸引管道有无扭曲、堵塞		理顺管道，排除堵塞	
无吸引力	（1）吸引器故障		（1）更换电动吸引器，报修	
	（2）管道松动、堵塞		（2）重新连接管道，排除堵塞	
	（3）吸引瓶内液体过满		（3）更换吸引瓶	
5. 如故障仍存在，挂"待修"标识并及时送修				□是　　□否

六、血液回收机报警风险清单

气泡报警操作要点	完成情况
1. 检查气泡传感器处管路是否装到底	□是　　□否
2. 检查液体管路夹是否未打开、储血管中负压是否过大、瓶装清洗液是否没安装排气针	□是　　□否
3. 检查气泡传感器处管路中是否附着小气泡	□是　　□否
4. 以上项目检查无问题。按"设定"键，关闭报警开关，按"返回"键，手动把原血、进血清洗回收处理	□是　　□否
漏液报警操作要点	完成情况
1. 检查是否真的出现漏液	□是　　□否
2. 拉出漏液袋，擦干离心井中漏液	□是　　□否
3. 用干棉签擦拭漏液传感器	□是　　□否
4. 不装离心杯，按进血键，离心机空转 3～4min，甩干离心机托盘缝隙中液体	□是　　□否
5. 新装离心杯继续使用	□是　　□否

注：气泡报警和漏液报警按以上流程不能处理时，报负责工程师，及时维修。

七、输液泵堵塞报警风险清单

操作要点	完成情况
1. 查看输液部位有无渗漏	□是　　□否
2. 查看输液器有无折叠	□是　　□否
3. 查看输液器活塞有无打开	□是　　□否
4. 排除输液泵故障，如无法排除，尽快替换，故障仪器送修	□是　　□否

第六章

健康宣教与沟通风险清单

第一节 常规健康宣教与沟通风险清单

一、患者及其家属健康教育风险清单

宣教要点	完成情况	
1. 患者正确服用口服药：患者及其家属知晓用法、用量、频次、注意事项，且服药正确	□是	□否
2. 患者正确饮食：患者及其家属知晓吃什么、怎么吃，且正确饮食	□是	□否
3. 患者落实预防深静脉血栓及康复的运动：患者及其家属知晓应做哪些运动、怎么做，且每天完成运动	□是	□否
4. 患者落实特检须知：患者及其家属知晓检查的时间、地点、注意事项并落实	□是	□否
5. 患者及其家属知晓身体不适时的处理：患者及其家属知晓风险点、注意事项及身体不适时告知医生或护士	□是	□否

二、健康宣教沟通风险清单

宣教要点	完成情况	
1. 护士宣教：向患者及其家属宣教主要内容及事项	□是	□否
2. 患者或家属复述：患者及其家属能掌握或复述宣教主要内容及事项	□是	□否
3. 护患互问互答：再次询问患者及其家属并解答疑问	□是	□否
4. 评估宣教效果：责任护士每日评估患者及其家属对宣教内容掌握情况直至其掌握。根据病情宣教，并贯穿住院全过程及出院电话回访	□是	□否

三、住院服务沟通风险清单

宣教要点	完成情况	
1. 入院：面带微笑，起身相迎。主动问好："（尊称），您好，我是护士××，感谢您选择我院×××科，我们会尽力帮助您。"	□是	□否

2. 办理入院手续："您请坐，我现在给您安排床位，办理入院手续，请您把身份证、医保卡和入院证交给我。""您好！您的入院手续办好了，请您收好您的身份证和医保卡。""您稍等一下，护士会尽快带您到病房。"	□是　　□否
3. 带患者入病房并宣教：护士带患者入病房，进行入院宣教。"(尊称)，您好，我是护士××，您住×床，请跟我来。这是您的床位，您的管床医生和责任护士是××和××，床头有他们的名字。呼叫器已经放置在您的床头，卫生间有紧急呼叫系统，如有任何需要，请随时按铃呼叫，我们会及时为您处理。"带患者熟悉科室环境	□是　　□否
4. 交接班宣教："(尊称)，早上/晚上好！我是今天的白班/夜班护士××，接下来的时间由我来陪伴您，您有任何不适或需要请呼叫我。""您昨晚睡得好吗？""您感觉如何？有哪里不舒服吗？""好的，我会及时反馈给医生，帮助您解决问题，请您稍等。"	□是　　□否
5. 操作时：介绍"我是护士××。"告知目的"接下来我将为您进行输液治疗，请您别紧张，我会尽量减少您的不适。"了解需求"您准备好了吗？需要如厕或者更换舒适体位吗？"穿刺时"(尊称)，您的静脉条件不好，您放松些，就不会那么疼了，来，深吸气！"失败时"(尊称)，对不起，让您受疼了，我请其他护士为您穿刺，可以吗？"	□是　　□否
6. 介绍宣教内容："(尊称)，您好！我是您的责任护士××，生病了以后您是不是有很多困惑呢？比如，不了解这个疾病，不知道该吃些什么？""这是我科的健康教育二维码，使用微信扫描就可以获取，里面包括疾病、饮食、检查、康复相关知识，您有什么不清楚的也可以直接问我。"	□是　　□否
7. 欠费催款："(尊称)，您今天感觉是不是好多了？"等待患者回答，"不要心急，我们一起努力，继续配合医生治疗。""噢，对了，住院处通知我们说您需要再补交住院费，麻烦您通知家人过来或者在微信平台上交费。如果您有什么不清楚的，可以问我。"	□是　　□否
8. 矛盾化解："(尊称)，您先不要着急，慢慢说，有问题我们想办法一起解决。""您的问题我已经了解，我马上去核实，会尽快给您回复。"耐心解释后，"感谢您的宝贵意见，我们会努力改进。"	□是　　□否
9. 出院："(尊称)，您好，我是护士××，医生已经开立出院医嘱，您今天可以出院了。""上午主班护士会领取出院带药、核查费用，护士办完手续会马上通知您，请您耐心等待。""这是您的出院小结，小结上有您口服药的用法和注意事项，以及您下次治疗(复查)时间，出院后按时服药，如有不适及时来医院复查。您现在可以拿着出院小结去门诊收费处办理出院手续。"	□是　　□否

四、患者入院沟通风险清单

宣教要点	完成情况
1. 主班护士或值班护士面带微笑，起身相迎，主动问候	□是　　□否
2. 核对患者相关信息，自我介绍后协助患者入住病床；介绍管床医生、护士、科主任、护士长	□是　　□否
3. 病区环境介绍(出入口、开水供应、床头及卫生间紧急呼叫按钮、便民措施等)	□是　　□否
4. 测量生命体征，做好相应健康宣教	□是　　□否
5. 根据患者情况交代相关注意事项	□是　　□否
6. 完成首次入院护理评估单(注意询问方式技巧、时机)，并签字	□是　　□否

五、患者出院沟通风险清单

宣教要点	完成情况	
1. 出院当天主班护士负责办理患者出院手续（出院记录、诊断证明等），复核患者住院费用	□是	□否
2. 责任护士协助患者收拾好住院期间物品，准备医保卡、身份证等相关证件	□是	□否
3. 责任护士为患者做出院宣教，告知定期复查及其他专科护理注意事项	□是	□否
4. 告知患者出院记录上有科室电话，如有疑问，可随时咨询	□是	□否
5. 责任护士或护士长征求患者意见及建议	□是	□否
6. 护送患者出病区	□是	□否

六、病重患者无家属陪护沟通风险清单

宣教要点	完成情况	
1. 积极与患者及其家属沟通，强调病重患者留陪的重要性，若患者及其家属仍不配合，在护理记录单上做好记录	□是	□否
2. 当班护士认真落实《分级护理制度》，按照护理等级巡视病房，如发现异常，及时通知医生及家属	□是	□否

七、患者擅自外出沟通风险清单

宣教要点	完成情况	
1. 责任护士应正确评估者擅自外出风险，尤其对高危人群应反复告知患者可能存在的风险，做好病情告知，签署告知书，并做好系列预防措施，一旦发现，及时制止	□是	□否
2. 针对依从性差的患者，应跟家属强调24h留陪，观察患者体力、饮食等情况，异常时及时告知医务人员	□是	□否
3. 按要求巡视病房，发现患者不在病房时要及时与患者及其家属取得联系，劝导患者尽快返回病房。如患者仍不返回病房，须在护理记录单上记录	□是	□否
4. 对高危患者行健康宣教，增强患者的自我防范意识	□是	□否

八、患者矛盾化解沟通风险清单

宣教要点	完成情况	
1. 对患者及其家属的口头意见或投诉，首接护士主动接待，态度谦和（您好，请问有什么需要帮助？）	□是	□否
2. 耐心倾听，了解患者的情况和需求（您先不着急，慢慢说，有问题我们一起想办法解决。）	□是	□否
3. 合理解释或商议后给予答复（感谢您的宝贵意见，我们会努力改进。）	□是	□否

4.患者及其家属对护士答复不满意时，立即报告护士长，护士长、科主任协助解决患者的疑问或需求	□是	□否
5.对科室不能解决的投诉，科室工作人员应带患者及其家属到投诉办进一步解决	□是	□否

九、渐进式下床健康宣教风险清单

宣教要点	完成情况	
1.医生对需要下床患者开立双下肢彩超	□是	□否
2.彩超显示无血栓时，责任护士对患者进行首次渐进式下床训练	□是	□否
3.护士询问患者及其家属是否知晓渐进式下床3个30s	□是	□否
4.责任护士指导患者首次下床	□是	□否

十、围手术期患者康复锻炼宣教风险清单

宣教要点	完成情况	
1.入院当日：指导患者呼吸功能训练（缩唇呼吸；对垂体瘤患者指导捏鼻用嘴呼吸）	□是	□否
2.术前1d：踝泵运动、直腿抬高练习、术中体位训练	□是	□否
3.麻醉清醒后：指导患者床上翻身、踝泵运动	□是	□否
4.术后第一日：直腿抬高练习	□是	□否
5.遵医嘱行首次下床指导	□是	□否

十一、自我伤害高危患者沟通风险清单

宣教要点	完成情况	
1.评估患者心理，责任护士与管床医生一起对患者及其家属进行宣教，做好心理疏导，告知家属需24h留陪，必要时报告科主任及护士长	□是	□否
2.查看患者周围环境、物品，清除危险用品和药品，必要时对患者给予保护性约束，签署知情同意书	□是	□否
3.了解患者思想动态，及时评估患者心理变化；与家属沟通，查找患者自杀倾向原因，提供心理支持，尽量减少不良刺激，邀请家属参与患者安全管理	□是	□否
4.患者与家属争吵时，值班人员应立即干预，缓和情绪，尽可能为患者提供帮助	□是	□否
5.针对高危患者增加巡视频次，对患者及其家属进行心理疏导，必要时请心理治疗师提前干预	□是	□否

十二、患者自带药品沟通风险清单

风险点：自带药品出现质量问题或发生不良反应，从而产生纠纷		
执行要点	完成情况	
1.病情特殊且医院药品缺乏或不能及时供给时，需使用自带药品	□是	□否
2.医生与患者或家属充分沟通可能出现的不良反应、药物相互作用和注意事项，明确医患双方相关责任和义务	□是	□否
3.患者自带药品来源合法、质量合格、标签清晰、说明书完好、在有效期内	□是	□否
4.签《住院患者自带药品使用知情同意书》	□是	□否
5.医生开具嘱托医嘱，备注"自备"	□是	□否
6.使用前再次核实药品名称、剂量、用法以及患者身份信息等	□是	□否

十三、ICU 患者个人物品沟通风险清单

执行要点	完成情况	
1.除生活必需用品外，其他物品不得带入室内	□是	□否
2.生活用品用记号笔标注床号、患者姓名，以免混淆	□是	□否
3.患者松动的牙齿用黑线固定，告知医生，如实记录，每班交接	□是	□否
4.患者假牙、掉落牙齿放于专用盒，记号笔注明床号、患者姓名、日期	□是	□否
5.贵重物品用密封袋装好，记号笔注明床号、患者姓名、日期	□是	□否
6.患者个人物品当班内交还家属保管，若晚夜班家属不在，拍照交班，次日由责任护士交还家属并拍照留证	□是	□否
7.患者转科前管床护士与家属交接生活用品，交接清楚后方可离开病房	□是	□否
8.患者口服药、自备药等药品与接收科室护士交接清楚	□是	□否

第二节　检查与治疗宣教风险清单

一、电子喉镜检查宣教风险清单

宣教要点	完成情况	
1.检查前 2h 禁食水，清洁鼻腔及口腔，取下活动假牙	□是	□否
2.检查当日用小口温水正常服用降压药，降糖药暂停使用 1 次	□是	□否
3.检查时仰卧床上，肩下垫枕，头勿动，有恶心、呕吐等不适时及时向护士反映	□是	□否
4.当镜头进入鼻腔时，请停用鼻式呼吸，改用口式呼吸。当镜头进入喉咽部时，请配合护士指导将舌头外伸。当镜头接近声门时，请发"Yi"来配合观察	□是	□否

| 5. 检查完 2h 内禁食水，2h 后可进温流食或半流食 | □是 □否 |
| 6. 检查完观察 30min 后再离开，麻醉药品会带来咽部不适感、异物感，勿用力咳嗽、打喷嚏，术后当天可能痰中带血，勿惊慌，及时通知医护人员，一般 3d 后自动消失 | □是 □否 |

二、支气管镜检查宣教风险清单

宣教要点	完成情况
1. 检查前 8h 禁食水，检查当日用小口温水正常服用降压药，降糖药暂停使用 1 次	□是 □否
2. 携带最近一次的肺部 CT 片、心电图、血常规及凝血功能检查结果，取下眼镜、活动性假牙等	□是 □否
3. 检查时，需平卧并听从医务人员指导，如"吸气""缓慢呼吸"等，切勿随意扭转头部或用手去拔气管镜，以免损伤呼吸道	□是 □否

三、胃镜检查宣教风险清单

宣教要点	完成情况
1. 如上午行胃镜检查，检查前 1d 晚上 8：00 后禁食，检查前 4h 禁止饮水	□是 □否
2. 如下午行胃镜检查，当天早上开始禁食，检查前 4h 禁止饮水	□是 □否
3. 无痛胃镜禁食水同普通胃镜，家属陪同	□是 □否
4. 60 岁以上老人带心电图检查结果，家属陪同	□是 □否
5. 高血压患者常规服降压药，糖尿病患者当天不服降糖药，家属陪同	□是 □否
6. 无痛胃镜检查 6h 后方可正常饮食，12h 内不饮酒，3d 内不得驾驶机动车辆和进行高空作业、游泳等危险活动	□是 □否

四、肠镜检查宣教风险清单

宣教要点		完成情况
1. 上午肠镜检查		
饮食	（1）检查前 2d 进食清淡易消化食物，禁食粗纤维及带籽食物	□是 □否
	（2）检查前 1d 晚餐进食半流质或流质，下午 5：00 后禁食	□是 □否
	（3）无痛肠镜检查前 4h 禁止饮水	□是 □否
服药	（4）检查前 1d 下午 5：00 将复方聚乙二醇电解质散（Ⅰ）1 盒药（3 小包）+ 1000mL 温开水（低于 60℃）口服	□是 □否
	（5）检查当天早上 5：00 将复方聚乙二醇电解质散（Ⅰ）2 盒药（6 小包）+ 2000mL 温开水，先服 1000mL	□是 □否
	（6）每隔 15min 服 250mL，直至余下的 1000mL 服完	□是 □否
2. 下午肠镜检查		

饮食	（1）检查前 2d 进食清淡易消化食物，禁食粗纤维及带籽食物	□是	□否
	（2）检查当天早上禁食，若有饥饿感可在下午 1∶00 前口服白糖水、盐水或无色饮料	□是	□否
	（3）无痛肠镜检查前 4h 禁止饮水	□是	□否
服药	（4）检查当天早上 9∶00 将复方聚乙二醇电解质散（Ⅰ）2 盒药（6 小包）+2000mL 温开水（低于 60℃）口服，先服 1000mL	□是	□否
	（5）每隔 15min 服 250mL，直至余下的 1000mL 服完	□是	□否
	（6）检查当天中午 12∶00 将复方聚乙二醇电解质散（Ⅰ）1 盒药（3 小包）+1000mL 温开水口服，30min 内服完	□是	□否
3.服药后适当活动，排便达到 5～6 次，粪便中无粪渣		□是	□否

五、核磁共振成像（MRI）检查健康宣教风险清单

宣教要点	完成情况	
1.摘掉所有饰物，卸妆，如安装有心脏起搏器或胰岛素泵，请及时告知医生	□是	□否
2.穿棉质衣服，衣服上不要有任何金属类的物品，包括拉链、金属纽扣、手表、钥匙等	□是	□否
3.平卧于检查床，听从医务人员指导，尽量放松，检查中不乱动，否则会影响检查结果	□是	□否
4.行增强 MRI 检查后需尽量多饮水，促进造影剂排出体外	□是	□否

六、留取痰培养标本宣教风险清单

宣教要点	完成情况	
1.时机：应在使用抗菌药物之前，最佳时机为清晨	□是	□否
2.准备外包装完好的痰培养杯，留取痰标本前取下活动性假牙，用清水漱口	□是	□否
3.留取痰标本时，深吸气，在呼气时用力咳嗽，尽量咳出气管深处的痰。若无法自行咳出痰液，可协助拍背。直接将痰液吐入包装完好的痰培养杯中并立即盖紧杯盖，标本量不少于 1mL	□是	□否
4.留取痰标本后贴上标签，及时送检	□是	□否

七、留取 24h 尿标本宣教风险清单

宣教要点	完成情况	
1.准备 4L 带盖洁净容器、量杯、防腐剂、试管	□是	□否
2.当日早上 7∶00 如厕排尿，弃去，从此时开始计时并留取随后 24h 尿液	□是	□否
3.留取第一次尿液在容器中并加入防腐剂，容器加盖盖紧，放在阴凉避光处	□是	□否
4.次日早上 7∶00 的最后一次尿液装入容器	□是	□否
5.充分混匀，测量并记录尿总量，取 6～10mL 至试管，送检	□是	□否

八、留取尿培养标本宣教风险清单

宣教要点	完成情况	
1. 准备尿培养标本容器及条码，留取标本前不要打开外包装	□是	□否
2. 清洗消毒方法：消毒和清洗时遵循从尿道口到四周的顺序，以免污染尿道口 女性：肥皂水或清水清洗外阴、尿道口及周边→流水冲洗干净→碘附消毒→生理盐水清洁尿道口及周边 男性：翻开包皮，使用肥皂水或清水彻底清洗尿道口及周边→流水冲洗干净→碘附消毒→生理盐水清洁尿道口及周边	□是	□否
3. 在连续排尿的过程中留取中段尿送检，女性排尿时需分开大阴唇，暴露尿道口	□是	□否
4. 手持采样杯外侧，避免接触杯口边缘及内壁，采集半杯尿液，盖好盖子、旋紧，检查杯盖是否密封，避免溢洒	□是	□否
5. 将条形码横向粘贴于培养瓶瓶身，将留取的标本及时交给护士送检，避免污染	□是	□否
6. 若因身体原因，无法自主完成，请您按呼叫器通知管床护士到床边指导或协助完成标本的留取	□是	□否

九、甲状腺 ^{131}I 治疗宣教风险清单

宣教要点	完成情况	
1. 育龄期妇女须排除妊娠，^{131}I 治疗后避孕 6 个月	□是	□否
2. 治疗前 1 个月停用左甲状腺素钠片并低碘饮食，避免应用碘造影剂和药物	□是	□否
3. 服药当天需空腹口服 ^{131}I，服药 2h 后进食，避免服药后 4h 内呕吐而影响治疗效果	□是	□否
4. 服药后多饮水并及时排空小便，每天至少排大便一次，以减少对生殖腺、膀胱及肠道的照射，大小便后多冲水，自备一次性马桶垫	□是	□否
5. 服药后含维生素 C 片、酸性食物或咀嚼口香糖，按摩唾液腺预防或减轻辐射对唾液腺的损伤。按医嘱口服泼尼松，以减轻颈部反应	□是	□否
6. 颈部甲状腺处如出现肿胀，请勿按压，及时告知医生	□是	□否
7. 服药 2 周内，注意休息，避免劳累熬夜、受凉感冒	□是	□否

8. 服药后立即回病房隔离观察，出院后生活隔离如下表：					
使用量 /mci	不上班时间 /d	与伴侣不同床时间 /d	限制与儿童和孕妇密切接触时间 /d	□是	□否
50	3	16	16		
100	7	20	20		
150	10	22	22		
200	12	23	24		
9. 服药后 1 个月内低碘清淡饮食，不吃海带、海鲜等高碘食物及腌制品				□是	□否
10. 严格按医嘱口服左甲状腺素钠片				□是	□否

十、氧疗患者宣教风险清单

宣教要点	完成情况	
1. 误吸：指导患者变换体位时避免牵拉吸氧管，下床活动前分离鼻导管，避免湿化瓶过度倾斜或倒置，继而发生误吸	□是	□否
2. 误伤：避免私自将病床移动到中心供氧装置下方，发现氧气装置固定不牢固或有松动时，及时告知护士	□是	□否
3. 鼻黏膜或肺组织损伤：告知患者及其家属不可自行调节氧流量，避免因气流突然增大而损伤鼻黏膜或肺部组织	□是	□否
4. 无效吸氧：勿将吸氧管扭曲或自行停止吸氧，发现吸氧装置连接不紧密、有漏气或鼻塞移位等情况时，及时告知护士	□是	□否
5. 防火：使用氧气时不要吸烟，做好"四防"（防震、防火、防热、防油）	□是	□否

第七章

感染防控风险清单

一、发热患者闭环管理风险清单

风险点：患者未闭环管理，导致交叉感染		
操作要点	完成情况	
1.评估患者[体温≥37.3℃和(或)咳嗽、咽痛、呼吸困难等呼吸道症状；患者戴口罩；询问有无传染病史、流行病学史]，指导患者进入发热门诊	□是	□否
2.特殊传染病患者转至定点医院就诊	□是	□否
3.接诊时进行宣教，患者挂号、缴费、就诊、检查等均在发热门诊指定区域完成	□是	□否
4.行特殊检查时需专人护送、专人带回	□是	□否
5.发热门诊分诊岗位专人专岗，防止患者私自外出	□是	□否
6.就诊患者实行定人定位就坐，经常巡视	□是	□否
7.患者就诊结束，医生查看结果后方可离开发热门诊。患者离开后清点人数	□是	□否

二、发热门诊患者标本送检丢失风险清单

风险点：标本采集送检后丢失，延误患者治疗		
操作要点	完成情况	
1.标本采集后核对患者信息与标本是否一致，扫码送检	□是	□否
2.标本密封袋放至标本转运箱中，盖紧箱盖，电话联系标本转运组转运标本	□是	□否
3.与标本转运组人员做好标本交接，确认转运至相关科室	□是	□否
4.标本转运后，查看标本转运箱内无遗漏标本	□是	□否
5.15min后确认，在系统查询并确认标本接收状态	□是	□否
6.如发生了标本丢失，电话联系相关科室，查找原因，及时进行处理	□是	□否

三、急诊患者咽拭子标本漏送风险清单

风险点：咽拭子标本漏送，引发医疗纠纷		
操作要点	完成情况	
1. 操作前告知患者标本采集的目的，取得配合	□是	□否
2. 采集前双人核对医嘱，核对试管类型	□是	□否
3. 执行咽拭子采集操作规范	□是	□否
4. 患者缴费成功后责任护士及时送检标本	□是	□否
5. 如未缴费，责任护士遵医嘱采集后标识患者信息（就诊卡号、姓名、床号、年龄、采集时间、采集责任人）并放置于标本箱内	□是	□否
6. 患者出科前责任护士核实患者标本有无送检（根据检验科回执单）	□是	□否
7. 如未及时送检，当班护士与下一班护士交接，超过4h需重新采集	□是	□否

四、咽拭子标本泄露风险清单

风险点：采样过程中核酸标本泄漏，导致生物危害		
操作要点	完成情况	
1. 采样前检查鼻咽拭子完好，无菌试剂管无破损	□是	□否
2. 采样前向患者宣教，采样时取得患者配合，勿推搡工作人员，防止取样拭子掉落	□是	□否
3. 采集标本后拭子从折断点折断，折断时动作轻柔，以防喷溅	□是	□否
4. 拧紧无菌试剂盒盖子，放入密封袋中密封严实	□是	□否
5. 如发生标本泄漏，按照标本泄漏处置流程处理 处理流程：使用吸附性消毒用物（5000mg/L 含氯消毒剂废弃抹布）覆盖污染物→关闭门窗，消毒 30min 及以上→着二级防护，去除污染物，使用 1000mg/L 含氯消毒剂从泄露区外向中间消毒，作用 30min 及以上→对所有的环境、物品表面进行清洁消毒，开窗通风	□是	□否

五、发热门诊患者出科终末消毒风险清单

风险点：终末消毒不规范，导致院内感染传播		
操作要点	完成情况	
1. 采用移动式紫外线空气消毒机消毒空气，密闭消毒 1h 后开窗通风，循环风量需达房间体积 8 倍以上	□是	□否
2. 操作人员根据患者的疾病传播特点选择防护用品，对区域内环境、所有物品表面使用 1000mg/L 含氯消毒剂擦拭消毒，如桌椅、床头柜、门把手、笔等高频接触物品表面	□是	□否
3. 医疗废物用双层黄色垃圾袋鹅颈结式封扎，暂存待运	□是	□否
4. 地面使用 1000mg/L 含氯消毒剂擦拭消毒	□是	□否
5. 完成物品表面及地面消毒后开窗通风 30min，备用	□是	□否
6. 患者出科清洁消毒登记本据实登记，并签字	□是	□否

六、发热患者转运风险清单

风险点：外出检查或转运患者到其他科室时发生病情变化		
操作要点	完成情况	
1.结合患者病情，评估是否可以转运，若评估后可以转运，提前采取干预措施。选择转运工具及仪器设备，携带电子联络通信设备。对于危重患者，医护共同转运	□是	□否
2.转运途中听患者主诉，观察患者意识、面色、呼吸等情况	□是	□否
3.转运途中突发病情变化，通知医生，就近转运抢救，并立即联系急诊科	□是	□否
4.通知家属，安抚患者情绪，与相关科室做好交接	□是	□否

七、疑似/确诊传染病患者转院风险清单

风险点：降低转运途中的传播风险，防止疫情传播		
操作要点	完成情况	
1.如患者需转院，上报相关部门(科室负责人、总值班)，评估患者，通知接收医院做好准备	□是	□否
2.通知急诊科准备负压急救车并做好相关防护	□是	□否
3.转运人员着二级及以上防护，转运途中观察患者病情变化，安全护送	□是	□否
4.双方做好患者交接班，在特殊患者转运交接本上签字	□是	□否
5.转运医务人员正确脱卸个人防护用品	□是	□否

八、预防操作时医务人员呼吸道职业暴露风险清单

风险点：采样操作时呼吸道职业暴露		
操作要点	完成情况	
1.采样前，采样人员个人防护用物穿戴完整，口罩佩戴严密	□是	□否
2.做好患者宣教，取得配合。非采样时患者勿取下口罩，采样时勿触碰拉扯采样人员	□是	□否
3.采样操作时非必须勿直面患者，选择适宜的操作体位	□是	□否
4.如发生呼吸道职业暴露，按照职业暴露处置流程处理 处理流程：规范手卫生后捂住松脱的口罩或紧急佩戴一个新口罩→按照流程撤离污染区→进入脱区，规范脱卸防护用品→清洁口腔和(或)鼻腔(必要情况下使用清水、0.5%碘附)→上报科室负责人和医院感染管理科	□是	□否

九、医院感染风险清单

风险点：手卫生未落实、隔离衣未按规范使用、终末消毒落实不合格、日常消毒液配制不合格、高频接触的物品表面擦拭不合格、接触隔离措施未落实		
操作要点	完成情况	
1.手卫生：接触患者前、无菌操作前、接触患者后、接触患者血液及体液后、接触患者周围环境后执行手卫生	□是	□否
2.隔离衣使用时机 （1）多重耐药患者：进入患者床单位区域内进行任何操作 （2）外院转入患者筛查结果出来前 （3）人工气道患者：吸痰和翻身时	□是	□否
3.终末消毒 （1）拆隔帘，收集用物 （2）擦拭消毒：天花板、吊塔（从后向前）、治疗车、床头柜、床单位（床头、床边、床垫、床板、另一床边、床尾、床底部、床轮子）、垃圾桶 （3）S形拖地 （4）臭氧消毒或紫外线消毒床单位	□是	□否
4.日常消毒液配制：含氯消毒剂500mg/L（1：100）；对于多重耐药菌，含氯消毒剂1000mg/L（2：100）。配制完成后用试纸测浓度	□是	□否
5.高频接触的物品表面擦拭：由内到外，由清洁到污染，由上到下	□是	□否
6.接触隔离措施落实：一挂二贴（病房挂接触隔离标识卡、隔离衣，病历外面贴接触隔离标识）	□是	□否

十、血管导管 PICC、CVC、PORT 置管操作风险清单

风险点：置管过程中各种原因导致的血管导管相关血流感染		
操作要点	完成情况	
1.穿刺部位：PICC首选肘上贵要静脉；CVC首选锁骨下静脉（儿童宜选颈内静脉），血液透析导管宜选择右颈内静脉，不宜选择股静脉。避开静脉瓣、瘢痕处、炎症处、硬结处、破损皮肤、创伤部位及受损血管等	□是	□否
2.医嘱开立：导管置入时需根据导管类型开立临时置管医嘱。同一患者留置2根血管内导管时需开立2根导管置入医嘱，并备注具体留置部位	□是	□否
3.导管选择：满足病情和诊疗需要的管径细、管腔少的静脉导管，尽可能减少输液附加装置	□是	□否
4.无菌屏障：建立最大无菌屏障，操作者进行手卫生后戴医用外科口罩、工作圆帽、无菌手套，穿无菌手术衣，无菌单覆盖患者全身；辅助人员戴医用外科口罩、工作圆帽，做手卫生。超声探头应使用一次性无菌保护套及具有消毒功能的耦合剂	□是	□否
5.皮肤消毒：以穿刺点为中心擦拭消毒皮肤，直径≥20cm。至少消毒2遍或遵循消毒剂使用说明书。待消毒液自然干燥，方可穿刺	□是	□否

续表

6. 导管固定：宜选用无菌透明、透气性好的敷料。对高热、出汗、穿刺点出血、渗出、皮肤病变或损伤等患者宜选用纱布类敷料或功能性敷料，以穿刺点为中心覆盖穿刺部位。无张力固定，敷料外标注穿刺日期，对于 CVC 推荐使用无缝线导管固定装置	□是	□否
7. 紧急置管：若不能遵循有效的无菌原则，应当在 2d 内尽快拔出导管，病情需要时更换穿刺部位，重新置管	□是	□否
8. 健康宣教 （1）告知患者置管后如何沐浴、功能锻炼及负重要求 （2）穿刺部位渗血、渗液及敷料出现卷边、松动、潮湿、污染、完整性受损时，应及时更换 （3）告知患者带管期间导管维护时间	□是	□否

十一、血管导管 PICC、CVC、PORT 使用与维护操作风险清单

风险点：导管使用过程中各种原因导致的血管导管相关血流感染		
操作要点	完成情况	
1. 医嘱开立：导管留置期间根据导管类型开立长嘱：中心静脉导管护理（PICC/CVC/PORT），血液透析导管需注明血液透析用	□是	□否
2. 阳性体征：关注患者主诉，每日评估穿刺点周围皮肤有无感染征象，导管固定情况、导管功能和留置的必要性，以及全身有无感染征象。如有异常，及时处理并在护理记录单中记录	□是	□否
3. 消毒接头 （1）宜选酒精棉片 （2）用力擦拭消毒输液接头的横截面及外周至少 15s，或参照产品说明书 （3）消毒液自然干燥后方可连接	□是	□否
4. 更换接头 （1）至少 7d 更换 1 次 （2）接头内有血液残留、疑似污染、完整性受损或取下后，应立即更换	□是	□否
5. 更换装置 （1）输注全血、成分血的输血器每 4h 更换 1 次 （2）输注特殊药物（丙泊酚、脂肪乳等）时应每 12h 更换输液装置或根据产品说明书要求更换 （3）输液 24h 或停止输液后应更换 （4）输液港专用无损伤针头应至少每 7d 更换 1 次	□是	□否
6. 确认导管：输注药物前宜通过回抽血液确定导管在静脉腔内	□是	□否
7. 规范消毒 （1）以穿刺点为中心擦拭消毒皮肤及导管，皮肤消毒范围大于敷料面积 （2）消毒液自然干燥后方可操作 （3）不宜在穿刺部位使用抗菌油膏	□是	□否

8.更换敷料 （1）无菌纱布敷料至少每 2d 更换 1 次 （2）无菌透明敷料至少每 7d 更换 1 次 （3）穿刺部位发生渗血、渗液及敷料出现卷边、松动、潮湿、污染、完整性受损时，应及时更换 （4）宜选无菌透明、透气性好的敷料 （5）高热、出汗、穿刺点出血、渗出、皮肤病变、过敏等患者可使用纱布类敷料或功能性敷料 （6）敷料外标注更换日期	□是	□否
9.导管固定：以穿刺点为中心覆盖穿刺部位，无张力固定。对于 CVC，推荐使用无缝线导管固定装置	□是	□否
10.规范冲管 （1）输注药物与生理盐水不相容时，先使用 5% 葡萄糖注射液冲洗，再使用生理盐水 （2）使用 10mL 及以上注射器或一次性专用冲洗装置冲封管 （3）管道通畅，无堵管，使用脉冲式技术冲管，即"推—停—推"方法冲洗导管，如遇阻力，提示不通畅，不应强行冲管 （4）输血或输注特殊药物（丙泊酚、脂肪乳等）后，应充分冲管	□是	□否
11.规范封管 （1）输液完毕，应用导管容积加延长管容积 1.2 倍以上的生理盐水或肝素盐水正压封管 （2）封管液选择：PICC 及 CVC 可用生理盐水或 10U/mL 肝素盐水，PORT 可用 100U/mL 肝素盐水 （3）封管液应一人一针一管一剂一用	□是	□否
12.健康宣教 （1）告知患者带管期间如何沐浴、功能锻炼及负重要求 （2）治疗间歇期，PICC 至少每 7d 维护 1 次，PORT 至少每 4 周维护 1 次	□是	□否

十二、多重耐药菌感染病房诊疗护理操作风险清单

风险点：感染及传播病原菌		
操作要点	完成情况	
1.接收危急值报告多重耐药或新收、转入多重耐药患者时通知医生，并告知所有医务人员	□是	□否
2.医生开立接触隔离医嘱并协调单间隔离	□是	□否
3.护士落实防护措施［单间隔离、防护标识（床尾、病历夹）、准备医疗垃圾袋／桶、去掉生活垃圾桶、快速手消］并记录	□是	□否
4.所有的诊疗器械及物品（听诊器、血压计、治疗盘、体温计、输液架）专用	□是	□否
5.病房置输液架挂隔离衣，进行诊疗护理时穿隔离衣，隔离衣每日更换	□是	□否

6. 听诊器、血压计、输液架等高频接触的物品表面按《高频接触物品清洁消毒操作清单》每日用 500mg/L 含氯消毒剂擦拭消毒 2 次，有明显污染时随时消毒。治疗盘、体温计等可浸泡的高频接触的物品每日用 500mg/L 含氯消毒剂浸泡 1 次	□是	□否
7. 对于监护仪、微量泵、吸氧装置，每日用 500mg/L 含氯消毒剂擦拭仪器表面	□是	□否
8. 接触患者前、操作前、接触患者后、接触患者周围物品后行手卫生。接触患者血液及体液后用流动水洗手	□是	□否
9. 不同病种患者之间进行诊疗护理操作时应更换个人防护用品	□是	□否
10. 床单位每日用专用抹布消毒擦拭 2 次，及时清理垃圾用双层黄色袋包扎并标识	□是	□否
11. 开立检查申请单时需注明"多重耐药菌感染，请注意防护"	□是	□否
12. 行床边 CT、彩超、X 线检查等后，用 500mg/L 含氯消毒剂擦拭仪器表面	□是	□否
13. 转科时医生在病历上记录并告知接收科医生，护士在护理记录单上记录并电话告知接收科护士做好防护准备	□是	□否
14. 患者出院或死亡后进行终末消毒，污染的患服、被服、床帘等用双层橘色塑料袋在床边打包，并标识；患者使用过的一般医疗器械及周围环境均按上述消毒方法处理后备用；床单位连同床垫消毒备用	□是	□否

第八章

专科风险评估清单

第一节　内科系统风险评估清单

一、呼吸与危重症医学专科护理风险评估清单

风险点：缺氧、咯血、窒息、误吸、非计划拔管等		
评估要点	完成情况	
1.生命体征：评估患者生命体征及意识，观察患者的呼吸频率、节律、深度	□是	□否
2.专科情况：评估患者有无窒息的风险（咳嗽无力、咯血、意识障碍及吞咽困难）	□是	□否
3.观察患者口唇、指端有无发绀及咳嗽、咳痰情况，痰液的颜色、性质、量	□是	□否
4.化疗药物应用：观察用药过程中有无过敏反应及外渗，化疗结束后有无恶心、呕吐、便秘、腹泻等，穿刺部位血管情况	□是	□否
5.管道：气管插管导管、胸腔引流管、导尿管、胃管、PICC置管通畅，妥善固定，观察痰液或引流液颜色、性质、量	□是	□否
6.疼痛：评估患者疼痛情况，按时按量服药，观察药物副作用	□是	□否
7.安全风险评估：评估跌倒、压力性损伤、深静脉血栓、非计划拔管风险	□是	□否
8.心理：与患者沟通，了解患者心理状况，必要时予以评估及干预	□是	□否

二、RICU护理风险评估清单

风险点：缺氧、咯血、窒息、误吸、非计划拔管等		
评估要点	完成情况	
1.生命体征：重点评估机械通气患者、大咯血患者、呼吸衰竭患者、使用高危药物患者、术后患者等，遵医嘱或根据病情定时观察并记录	□是	□否
2.专科情况		
（1）呼吸困难：表现为张口呼吸、鼻翼扇动、端坐呼吸、发绀，观察呼吸频率、深度、节律的改变	□是	□否

（2）咯血：有胸闷、咽痒和咳嗽等先兆症状。少量咯血，每天＜100mL；中等量咯血，每天 100～500mL；大量咯血，每天＞500mL 或 1 次＞300mL。卧床休息，取患侧卧位，避免窒息	□是	□否
（3）呼吸介入术后观察呼吸困难、窒息、气道出血情况，呼吸频率、节律、深度、血氧饱和度情况，痰液引流情况（颜色、性质、量）	□是	□否
（4）呼吸机相关性肺炎：常见症状为发热、呼吸道大量脓性分泌物等。无禁忌证者床头抬高 30°～45°，按需吸痰，行气道湿化，及时倾倒冷凝水，班班交接置入管道深度，定时口腔护理	□是	□否
（5）误吸、窒息：评估管道是否在胃内，对肠内营养者检查胃残余量及有无消化道出血，无禁忌证者床头抬高 30°～45°，对胃肠减压者观察并记录胃液颜色、性质、量	□是	□否
（6）静脉血栓栓塞症（VTE）预防：关注 VTE 高风险人群（长期卧床者、手术者、VTE 病史者、恶性肿瘤者等），警惕肢体疼痛、肿胀、皮温高、足背动脉搏动弱或无等情况，遵医嘱行物理治疗或药物治疗	□是	□否
3. 特殊操作		
（1）床边气管镜的配合：嘱患者禁食，准备物品、药品，操作中配合，操作后关注患者意识、血气分析结果	□是	□否
（2）使用有创呼吸机：根据患者身高、体重、生命体征、意识、血气分析调整呼吸机参数，定时检查插管深度、气囊压力、固定情况，按需吸痰。及时分析并处理各种呼吸机报警	□是	□否
（3）床边 CRRT：根据医嘱选择参数，预充管路，评估导管，上机中观察患者生命体征，根据医嘱脱水，下机后做好导管的维护与固定	□是	□否
（4）有创血压监测：桡动脉置管前做 Allen 试验，每班观察置管侧肢体末梢循环、皮肤颜色、皮温等。无菌操作，班班评估导管通畅及局部有无红肿、渗漏等情况。使用生理盐水肝素液或生理盐水持续加压。监测动脉压力的波形，并根据血压调整血管活性药物	□是	□否
4. 管路护理：妥善固定气管插管导管、气管切开导管、胸腔引流管、导尿管、胃管、PICC 置管、动脉置管等，观察痰液或引流液颜色、性质、量	□是	□否
5. 危急值：重点关注凝血功能、血红蛋白、血钠、血钾、D- 二聚体、心梗三项等危急值，及时查看、接收、报告、处理、观察并追踪记录	□是	□否
6. 特殊用药：使用血管活性药、强心药物、垂体后叶素、镇静镇痛药物、肌松药物等时，详细阅读药物使用说明书，双人核对（关注看似药物、听似药物），按要求配制，选择合适输注工具、输注方式等	□是	□否

三、心血管专科护理风险评估清单

风险点：出血、晕厥、恶性心律失常、血栓、猝死、非计划拔管等		
评估要点	完成情况	
1. 生命体征：心率（60～100 次 /min）、血压（收缩压 90～160mmHg）、SpO$_2$＜90%，遵医嘱或根据病情定时观察并记录	□是	□否

2. 专科评估		
（1）胸痛：常见于急性冠状动脉综合征患者、急性心肌梗死患者、主动脉夹层患者等。绝对卧床休息，通知医生，行心电图检查，必要时遵医嘱含服硝酸甘油，避免用力	□是	□否
（2）气促、呼吸困难：常见于心衰患者，立即吸氧，建立静脉通路，观察血氧饱和度	□是	□否
（3）迷走神经反射：常见于穿刺过程中、术中及术后拔除鞘管时（原因为疼痛刺激、血容量不足、精神因素）。立即卧床休息，告知医生，建立静脉通路，备好抢救物品，观察血压、心率、心律、面色等	□是	□否
（4）VTE 预防：关注 VTE 高风险人群（长期卧床者、手术者、VTE 病史者、恶性肿瘤者等），警惕肢体疼痛、肿胀、皮温高、足背动脉搏动弱或无等情况，遵医嘱行物理治疗或药物治疗	□是	□否
3. 口服药不良反应：出血（皮肤黏膜出血、口腔出血、牙龈出血、消化道出血）、心率 < 60 次 /min、收缩压 < 90mmHg、头痛等	□是	□否
4. 管道：胸腔引流管、心包引流管、导尿管等管道，置管位置异常、意外拔管、感染、引流液异常等	□是	□否
5. 高风险药物：使用多巴胺、硝普钠、胺碘酮、毛花苷 C、氯化钾、吗啡等时，关注有无给药途径错误、静脉炎、药物外渗、皮肤发红和溃烂、生命体征异常等	□是	□否
6. 围手术期：术前双抗用药不足和常规检查结果异常，术中并发症如恶性心律失常、心脏压塞、心脏破裂等，术后患者出现对比剂过敏、血尿、术肢血肿和出血、迷走神经兴奋性增高、消化道出血和皮下出血、张力性水疱等	□是	□否
7. 危急值：高钾、低钾、高糖、低糖、低钠、血红蛋白	□是	□否
8. 心理：与患者沟通，了解患者心理状况，必要时予以评估及干预	□是	□否

四、消化专科护理风险评估清单

风险点：窒息、内镜术后出血、穿孔、跌倒、坠床、压力性损伤、血栓等		
评估要点	完成情况	
1. 生命体征：观察生命体征，查看监护情况	□是	□否
2. 恶心、呕吐：观察患者呕吐物颜色、性质、量	□是	□否
3. 呕血、黑便：观察患者呕吐物和大便颜色，警惕内镜术后出血，对呕血患者防窒息	□是	□否
4. 腹痛、腹胀：评估腹痛、腹胀情况，有无行芒硝外敷等，必要时遵医嘱止痛	□是	□否
5. 腹泻：观察大便颜色、性状、次数，指导肛周皮肤护理	□是	□否
6. 管道：查看负压引流器负压情况，压力是否合适；引流管标识清楚，固定牢固，引流通畅；查看引流液颜色、性质、量	□是	□否
7. 安全管理：关注跌倒、压力性损伤、血栓等高风险患者	□是	□否
8. 危急值：血红蛋白、血钾、血糖、心梗三项、D- 二聚体等危急值，观察不适症状和危急值变化	□是	□否
9. 特殊药物：关注使用硝普钠、多巴胺、硝酸甘油、垂体后叶素、生长抑素、胰岛素、异丙嗪、激素等特殊药物的患者，观察药物疗效和不良反应	□是	□否

五、肾病专科护理风险评估清单

风险点：高钾血症、肾穿刺术后大出血、并发症等		
评估要点	完成情况	
1.生命体征：观察生命体征	□是	□否
2.特殊用药：使用环磷酰胺、蔗糖铁、单抗类药物、肠外营养制剂等，双人核对，输注时查看有无外渗及过敏，输注结束后观察有无恶心、呕吐、腹泻及静脉炎情况	□是	□否
3.疼痛：评估术后疼痛情况，是否需要止疼药物，观察药物副作用	□是	□否
4.管道：查看透析导管、导尿管、胸腔引流管、腹腔引流管、肾脏造瘘管、胃管是否妥善固定，观察引流液颜色、性质、量	□是	□否
5.心理：与患者沟通，了解患者心理状况，必要时予以评估及干预	□是	□否
6.专科症状及危急值：透析导管渗血、感染、电解质紊乱、代谢性脑病、水肿、高血压	□是	□否

六、血液净化专科护理风险评估清单

风险点：出血、非计划拔管、高血压、电解质紊乱等		
评估要点	完成情况	
1.生命体征：透析过程中每小时监测患者生命体征，查看机器运转情况	□是	□否
2.抗凝药物应用：抗凝药物使用后观察患者有无出血等症状；透析结束后嘱患者进食易消化食物，稳定情绪，保持血压平稳	□是	□否
3.止血带安全：遵循"一打一松"的原则，穿刺完毕后将止血带置于床尾显眼位置，便于双人核对，下机后嘱咐患者松解止血带	□是	□否
4.透析管路：治疗中勤巡视，检查穿刺针固定及各管路接口连接情况，及时发现并处理高危脱管或外渗情况	□是	□否
5.心理：与患者沟通，了解患者心理状况，必要时予以评估及干预	□是	□否
6.专科症状及危急值：检验指标(电解质、血常规以及输血前一套包括乙肝两对半、梅毒抗体、HIV抗体、丙肝抗体)、低血压、低血糖	□是	□否

七、血液专科护理风险评估清单

风险点：出血、感染、肝脾淋巴结肿大、骨髓抑制		
评估要点	完成情况	
1.监测生命体征(体温、脉搏、呼吸、血压)及血氧饱和度	□是	□否
2.观察意识、瞳孔、血压改变及有无血尿、黑便、便血(评估颅内出血、消化道出血的可能)	□是	□否
3.观察患者口腔、肛周、皮肤黏膜及软组织的情况(评估感染的可能)	□是	□否
4.观察脾脏肿大程度及压迫症状。测量腹围，防止便秘，勿久蹲排便及用力咳嗽	□是	□否
5.化疗药物不良反应的处理：选择合适静脉通路，化疗后观察患者不良反应，如恶心、呕吐、过敏等；注意五官、会阴部、肛周的皮肤清洁，指导患者及其家属正确使用氯己定溶液，预防感染	□是	□否

续表

6. 骨髓抑制期的护理：监测血象，中性粒细胞 ≤ 0.5 × 10⁹/L 时入住层流床，行保护性隔离；血小板 ≤ 20 × 10⁹/L 时，绝对卧床休息	□是　　□否
7. 鞘内注射化疗药物的护理：操作结束后延长按压时间以预防出血，术后平卧 6～8h，72h 勿淋浴，避免穿刺点感染，观察有无头痛、呕吐、发热	□是　　□否
8. 造血干细胞移植术后：观察患者有无肠道、皮肤、肝脏的排异反应，遵医嘱正确使用抗病毒药物、抗排异药物	□是　　□否

八、内分泌专科护理风险评估清单

风险点：低血糖、跌倒、坠床、电解质紊乱、皮肤损伤等	
评估要点	完成情况
1. 生命体征：观察患者生命体征，查看监护情况	□是　　□否
2. 关注专科症状及危急值：高血糖、低血糖、高血钾、低血钾、高钙、高钠等	□是　　□否
3. 防跌倒、坠床：跌倒高危患者签跌倒告知书，床头挂标识，每班宣教	□是　　□否
4. 皮肤护理：观察注射部位皮肤有无渗液、硬结及出血	□是　　□否
5. 用药：如恶心、呕吐、腹泻等，指导患者遵医嘱用药	□是　　□否
6. 疼痛：评估患者疼痛情况，遵医嘱给予止痛等对症处理	□是　　□否
7. 心理：与患者及其家属沟通，必要时予以评估和干预	□是　　□否

九、风湿免疫专科护理风险评估清单

风险点：跌倒、坠床、下肢静脉血栓、感染、呼吸衰竭以及其他并发症	
评估要点	完成情况
1. 生命体征：观察患者生命体征，查看监护情况	□是　　□否
2. 关注专科症状：胸闷、气促、口唇发绀、肢端缺血坏死、休克、电解质紊乱、消化道出血、贫血	□是　　□否
3. 管道：查看胸腹腔引流管、心包引流管、胃管、导尿管等各种管道固定是否牢固、通畅，引流液性质、量，标识情况。行防脱管宣教	□是　　□否
4. 高风险药品：环磷酰胺，观察有无外渗、恶心、呕吐症状；硝普钠，监测血压	□是　　□否
5. 危急值追踪及关注患者异常主诉	□是　　□否
6. 防跌倒、坠床：拉起床栏，责任护士行健康宣教	□是　　□否
7. 防压力性损伤：对压力性损伤高风险患者落实各种减压措施	□是　　□否
8. 防下肢深静脉血栓：对血液高凝状态患者落实踝泵运动、下肢主动被动运动	□是　　□否

十、神经专科护理风险评估清单

风险点：误吸、跌倒、坠床、深静脉血栓、非计划拔管等	
评估要点	完成情况
1. 生命体征：评估意识、瞳孔，监测生命体征及液体出入量	□是　　□否

2.专科情况：头痛、头晕、抽搐、出血、意识障碍、运动障碍、吞咽障碍、语言障碍、睡眠障碍、精神障碍；脑血管介入术后观察穿刺处有无渗血、肿胀、疼痛等，穿刺侧肢体远端的循环状况	□是	□否
3.管道：查看静脉通路、吸氧管、胃管、导尿管、人工气道等各种管道是否通畅、妥善固定、有无标识，引流液的颜色、性状、量	□是	□否
4.安全管理：关注跌倒、坠床、压力性损伤、失禁性皮炎、深静脉血栓、走失、自杀、自伤、非计划拔管	□是	□否
5.药物护理：对使用抗凝药物、抗血小板聚集药物（低分子肝素、阿司匹林肠溶片、氯吡格雷）者关注有无出血倾向，对使用镇静药物（咪达唑仑）者关注有无呼吸抑制、血压下降	□是	□否
6.心理：评估患者心理状况，必要时及时予以干预	□是	□否

十一、介入放射专科护理风险评估清单

风险点：出血、非计划拔管、化疗药物外渗等		
评估要点	完成情况	
1.生命体征：观察生命体征，查看监护情况	□是	□否
2.休息：消化道出血患者、动脉瘤患者、主动脉夹层患者及动静脉血栓患者绝对卧床休息，酌情建立2个静脉通路	□是	□否
3.介入术后：观察穿刺点有无出血、术肢温度、肤色、动脉搏动及小便情况，常规每2h松压迫器2圈	□是	□否
4.腹部剧痛：谨防胃肠穿孔、消化道大出血、主动脉夹层及动脉瘤破裂出血	□是	□否
5.意识：观察肝性脑病患者意识情况	□是	□否
6.管道：管道行二次固定、有标识、引流通畅，观察引流液的颜色、性质及量	□是	□否
7.其他：对输注高风险药物者观察有无外渗及过敏，化疗灌注后观察有无恶心、呕吐	□是	□否

十二、急诊专科护理风险评估清单

风险点：跌倒、坠床、非计划拔管、并发症等		
评估要点	完成情况	
1.生命体征：观察患者生命体征，查看监护情况	□是	□否
2.疼痛：评估患者疼痛情况，对症给药，观察用药疗效	□是	□否
3.管道：观察人工气道固定、气囊压力、切口敷料、气道通畅情况；胃管、空肠管、中心静脉导管、透析管、引流管是否在位、通畅、妥善固定，有无标识，有无并发症；引流液颜色、性质、量	□是	□否
4.约束：查看约束局部皮肤情况及约束带松紧度	□是	□否
5.心理：与患者沟通，了解心理情况，必要时给予评估及干预	□是	□否
6.危急值：电解质、血糖、心梗三项、多重耐药菌感染	□是	□否

十三、肿瘤专科护理风险评估清单

风险点：骨髓抑制、跌倒、坠床、皮肤损伤、化疗药物外渗、并发症等		
评估要点	完成情况	
1. 生命体征：观察患者生命体征，查看监护情况	□是	□否
2. 化疗药物应用：化疗药物使用过程中查看有无外渗及过敏；化疗结束后观察有无恶心、呕吐、便秘或腹泻及静脉情况	□是	□否
3. 疼痛：评估患者疼痛情况，按时按量给药，观察药物副作用	□是	□否
4. 管道：查看中心静脉导管、引流管固定情况，是否通畅，有无标识，有无并发症；引流液颜色、性质、量	□是	□否
5. 心理：与患者沟通，了解患者心理状况，必要时予以评估及干预	□是	□否
6. 专科症状及危急值：咯血、骨髓抑制、电解质紊乱等	□是	□否

十四、老年病专科护理风险评估清单

风险点：跌倒、坠床、压力性损伤、非计划拔管、电解质紊乱、静脉炎、高血压等		
评估要点	完成情况	
1. 生命体征：观察患者生命体征，查看监护情况	□是	□否
2. 专科疾病观察 （1）高血压：血压、口服药服用 （2）糖尿病：血糖、口服药服用及胰岛素的注射 （3）冠心病：胸闷、胸痛 （4）脑卒中：意识、肢体活动	□是	□否
3. 高风险药品风险点观察 （1）硝普钠：低血压、静脉炎 （2）硝酸甘油：低血压、心律失常 （3）胺碘酮注射液：心律失常、静脉炎 （4）10% 氯化钾：高钾血症、静脉炎 （5）10% 氯化钠：高钠血症、静脉炎	□是	□否
4. 管道：是否固定牢固、通畅，有无标识，引流液颜色、性质、量	□是	□否
5. 安全管理：预防压力性损伤、跌倒、坠床、深静脉血栓	□是	□否

十五、康复医学专科护理风险评估清单

风险点：跌倒、坠床、误吸、压力性损伤、非计划拔管等		
评估要点	完成情况	
1. 生命体征：观察评估意识、瞳孔、生命体征	□是	□否
2. 专科情况：评估肌力、肌张力、吞咽功能、言语功能、大小便功能	□是	□否
3. 管道：查看气管套管、胃管、导尿管、静脉置管固定情况，标识是否清楚，有无并发症等	□是	□否
4. 安全管理：预防跌倒、血栓、压力性损伤，对高风险患者制订护理措施并宣教	□是	□否
5. 心理、认知：与患者及其家属沟通，了解患者心理状况、认知水平及治疗配合程度	□是	□否
6. 阳性体征及危急值：血常规、电解质、生化指标、D- 二聚体、C 反应蛋白	□是	□否

十六、全科医学专科护理风险评估清单

风险点：跌倒、坠床、压力性损伤、非计划拔管等		
评估要点	完成情况	
1.生命体征：监测患者意识、生命体征	□是	□否
2.跌倒：评估患者自理能力、独立下床行走情况、肢体活动情况、特殊用药及有无家属留陪	□是	□否
3.高危风险药品：签署同意书，观察静脉通路是否通畅	□是	□否
4.管道：查看引流管是否固定牢固、通畅，有无标识；评估引流液的颜色、性质、量	□是	□否
5.危急值：追踪危急值复查情况及患者异常主诉	□是	□否
6.特殊药品 （1）地高辛、美托洛尔：观察心率 （2）华法林：观察有无出血	□是	□否
7.皮肤：观察卧床患者皮肤情况，预防压力性损伤	□是	□否

第二节 外科系统风险评估清单

一、麻醉科、手术室专科护理风险评估清单

风险点：无菌物品遗留体内、低体温、压力性损伤、感染、职业暴露等		
评估要点	完成情况	
1.术前评估与准备		
（1）患者评估：评估患者皮肤、手术部位标识、过敏史、影像资料、实验室检查、术前禁食水等情况。对特殊患者如外伤患者、休克患者、出血患者、急诊患者等，评估生命体征及紧急程度	□是	□否
（2）设备评估：评估手术室仪器设备、生命支持及监护设备、物品耗材、植入物等准备情况，确保手术装备处于完好备用状态	□是	□否
2.围手术期风险管理		
（1）身份识别：执行查对制度，采用2种及以上的方式核对患者身份	□是	□否
（2）安全核查：麻醉开始前、手术开始前、患者离开手术室前由麻醉医生、手术医生和手术室护士根据《手术安全核查表》内容逐项、依次核查	□是	□否
（3）部位核查：术前麻醉医生、手术医生、手术室护士共同核查手术部位标识是否正确	□是	□否

续表

内容	是	否
(4)体位摆放：保持人体正常的生理弯曲及生理轴线，维持各肢体、关节的生理功能位，防止过度牵拉、扭曲及血管神经损伤；保持患者呼吸通畅、循环稳定。俯卧位时注意做好眼眶、眼球、男性阴囊等部位的保护	□是	□否
(5)物品清点：在手术开始前、关闭体腔前后、缝合皮肤后对所有手术物品进行同步清点，确保清点无误，防止异物遗留患者体内	□是	□否
(6)标本管理：双人核对、及时记录、即刻规范处理、专人送检	□是	□否
(7)安全转运：按照手术患者转运的原则、交接内容，落实转运过程中的安全管理，正确约束，松紧度适宜，预防坠床、非计划拔管、擦伤、碰伤等事件	□是	□否
(8)预防术中获得性压力性损伤：根据患者皮肤情况、手术时间、患者病史等评估确定风险级别，采取相应的预防措施，防止局部长时间受压，注意保护骨突隆部位	□是	□否
(9)预防VTE：关注VTE高风险人群，正确摆放术中体位，合理约束，遵医嘱采取适当的机械预防措施	□是	□否
(10)预防低体温：调节室温为22～25℃，减少皮肤暴露，使用加温设备及棉毯、腿套等，输液、冲洗液加温，特别关注小儿等特殊群体	□是	□否
(11)感染预防与控制管理：人员着装符合规范，严格执行无菌技术，正确使用预防性抗生素，做好无菌物品的管理，按照要求进行手术室感染防控监测、手术室环境的清洁与消毒，定期监测、维护空气层流净化系统	□是	□否
(12)针刺伤与职业防护：术中正确传递手术物品，规范进行专科操作，做好锐器盒的管理。正确佩戴防护用品，预防职业伤害	□是	□否
3.特殊专科及设备操作		
(1)腹腔镜：正确连接设备系统，调节适当的气腹压(成人12～13mmHg，不超过15mmHg；小儿6～8mmHg)，合理放置摄像头及光源线，避免引起烧伤、烫伤，保护摄像头	□是	□否
(2)电外科安全：回路负极板粘贴于肌肉血管丰富、皮肤清洁干燥、易于观察处，且靠近手术部位。有体内植入物(起搏器、内置式心脏复律除颤器、人工耳蜗)的患者需请专科医生进行评估、调整，建议使用双极模式。去除金属饰品，避免工作电极直接接触文身	□是	□否
(3)宫腔镜：正确连接宫腔镜系统，设置膨宫器压力，防止空气栓塞、水中毒，注意电切环的使用方法及其完整性	□是	□否
(4)电动气压止血仪：正确连接电动气压止血仪，根据患者的年龄、收缩压、病情、手术肢体部位、手术时间等设置合适的压力(上肢200～250mmHg，时间<60min；下肢300～350mmHg，时间<90min)，袖带松紧适宜，预防皮肤损伤	□是	□否
4.管路护理：妥善固定各管路，保持通畅，标识清楚，防止非计划拔管	□是	□否
5.输血安全及药品管理		
(1)安全用药：围手术期遵医嘱给药，双人核对。口头医嘱应复述，医生确认后执行。知晓药物属性，剂量配制准确，选择正确的输注工具、输注方式等	□是	□否
(2)安全输血：规范执行输血流程，做好"三查十对"，确保围手术期输血安全	□是	□否
(3)药品管理：药品专人管理，分类存放，标识清晰，先进先出；毒麻精药实行"五专"管理，班班交接；危化品有监管、有登记、专人负责、专区存储并配备相应的防护设施	□是	□否

二、急诊与创伤专科护理风险评估清单

风险点：跌倒、坠床、压力性损伤、深静脉血栓、非计划拔管等		
评估要点	完成情况	
1.循环系统：心率、心律、血压、心电图、血管活性药物泵入速度及静脉通路	□是	□否
2.呼吸系统：对自主呼吸患者关注呼吸频率、节律、深度、血氧饱和度、引流管；对呼吸机辅助呼吸患者关注人工气道及呼吸回路，包括深度、固定情况、气囊压力、通畅情况、痰液性质、呼吸回路通畅及冷凝水情况	□是	□否
3.神经系统：意识、瞳孔、肌力、体温	□是	□否
4.运动系统：牵引、皮温、色泽、肿胀、末梢循环情况	□是	□否
5.消化系统：腹腔引流管和经皮肝胆穿刺引流管中引流液(量、颜色、性质)、腹胀、腹痛、腹肌紧张、恶心、呕吐、腹泻及便秘情况	□是	□否
6.泌尿系统：尿量、颜色、速度、性质等	□是	□否
7.安全管理：镇静镇痛、保护性约束、非计划拔管、压力性损伤、跌倒、坠床	□是	□否

三、烧伤整形创面修复专科护理风险评估清单

风险点：感染、电解质紊乱、非计划拔管等		
评估要点	完成情况	
1.生命体征：监测患者生命体征，查看监护情况	□是	□否
2.管道：查看中心静脉导管固定情况，有无并发症，引流管是否固定牢固、通畅，引流液性质，有无标识，有无渗漏	□是	□否
3.疼痛：动态评估患者疼痛情况、镇痛方式是否合理，观察用药不良反应	□是	□否
4.心理：沟通，了解患者心理状况，必要时予以干预	□是	□否
5.悬浮床：是否正常运行	□是	□否
6.环境：窗帘、地面、床单位、空气是否消毒	□是	□否
7.专科症状及危急值：血象、电解质等	□是	□否

四、神经专科护理风险评估清单

风险点：跌倒、坠床、压力性损伤、误吸、非计划拔管等		
评估要点	完成情况	
1.生命体征：监测体温、心率、呼吸、血压、血氧饱和度	□是	□否
2.专科情况：检查意识、瞳孔、肌力、言语功能、吞咽功能、认知功能等	□是	□否
3.管道：高风险管道(人工气道、头部引流管、腰大池引流管等)及其并发症	□是	□否
4.危急值：电解质紊乱、多重耐药等	□是	□否
5.其他：高风险用药、压力性损伤、跌倒、坠床、烫伤、走失等	□是	□否

五、甲乳专科护理风险评估清单

风险点：出血、呼吸困难、低钙抽搐、化疗药物外渗等		
评估要点	完成情况	
1. 生命体征：遵医嘱或根据病情定时测量并记录	□是	□否
2. 出血：切口敷料有无渗血、引流液是否为鲜红色血液或短时间内引流量增多	□是	□否
3. 呼吸困难：甲状腺术后患者有无颈部肿胀、自觉压迫感、烦躁、血氧饱和度降低、发绀等表现	□是	□否
4. 低钙抽搐：询问甲状腺术后患者面部、口唇周围、手足是否有针刺感和麻木感，观察有无手足抽搐、喉痉挛等表现	□是	□否
5. 管道：查看 PICC、PORT 导管固定及维护情况，有无渗血渗液、贴膜卷边等情况。引流管、导尿管固定是否牢固、通畅，引流液颜色、性质、量，有无标识	□是	□否
6. 化疗药物应用：使用前核查；使用中查看有无外渗及过敏；使用后观察化疗副作用（恶心、呕吐、便秘、腹泻、免疫抑制、神经系统反应、自我形象紊乱等）	□是	□否
7. VTE 防治：中高危患者落实踝泵运动，警惕肢体疼痛、肿胀、皮温高、足背动脉搏动弱等情况。必要时遵医嘱行物理治疗或药物治疗	□是	□否
8. 跌倒：评估术后首次渐进下床的正确性。高危患者留陪，行健康宣教	□是	□否
9. 心理：关注患者的心理状况，必要时进行心理干预	□是	□否

六、胸心专科护理风险评估清单

风险点：出血、呼吸衰竭、误吸等		
评估要点	完成情况	
1. 生命体征：遵医嘱或根据病情定时测量并记录	□是	□否
2. 出血：切口敷料渗血渗液，引流液为鲜红色血液或连续 3h 引流液 ≥ 200mL/h 时报告医生进行处理	□是	□否
3. 呼吸困难：出现 SpO_2 下降、发绀、呼吸困难等表现或血气分析提示低氧血症时，给予氧气吸入或气管插管	□是	□否
4. 管道：CVC、胃管、引流管、导尿管等妥善固定、通畅、标识清晰，观察引流液颜色、性质、量	□是	□否
5. 疼痛：评估患者疼痛情况，指导其按时按量服药，观察药物副作用	□是	□否
6. VTE 防治：中高危患者落实踝泵运动，警惕肢体疼痛、肿胀等情况。遵医嘱行物理治疗或药物治疗	□是	□否
7. 跌倒：高危患者留陪，行健康宣教，评估术后首次渐进下床的正确性	□是	□否
8. 心理：与患者沟通，必要时予以干预	□是	□否
9. 专科症状及危急值：咯血、胸痛、电解质、凝血功能	□是	□否

七、胃肠专科护理风险评估清单

风险点：电解质紊乱、切口感染、高风险药物外渗、吻合口瘘等		
评估要点	完成情况	
1.生命体征：监测生命体征，查看心电监护情况	□是	□否
2.专科情况：观察患者有无恶心、呕吐、腹痛、腹胀、呕血、便血及术后疼痛，评估患者有无电解质紊乱导致的心律失常等情况	□是	□否
3.切口情况：观察切口有无渗血渗液，局部有无红肿热痛	□是	□否
4.查看管道是否妥善固定、通畅，引流液颜色、性质、量，是否有出血、感染、吻合口瘘等征象	□是	□否
5.高风险用药：血管活性药物使用时血管通路情况、钾泵速度（观察尿量及心率）、肠外营养制剂输注速度	□是	□否
6.心理：沟通，了解患者心理状况，必要时予以干预	□是	□否
7.危急值：电解质紊乱、低血红蛋白等	□是	□否

八、肝胆胰专科护理风险评估清单

风险点：电解质紊乱、高风险药物外渗、非计划拔管等		
评估要点	完成情况	
1.生命体征：监测患者生命体征，查看监护情况	□是	□否
2.专科情况：高热、黄疸、腹痛、腹胀、呕血、便血、电解质紊乱	□是	□否
3.管道：查看胃管、鼻胆管、T管、PTCD引流管是否固定牢固、通畅，有无标识，引流液性质、颜色及量	□是	□否
4.危急值：电解质紊乱、低血红蛋白等	□是	□否
5.其他：高风险药物外渗、压力性损伤、跌倒、坠床等	□是	□否

九、泌尿专科护理风险评估清单

风险点：血尿、高风险药物外渗、感染等		
评估要点	完成情况	
1.生命体征：监测患者生命体征，查看监护情况	□是	□否
2.专科情况：术后出血、术后感染、有无膀胱痉挛、膀胱冲洗是否通畅、切口有无渗血渗液、双下肢水肿等	□是	□否
3.管道：吸氧管、导尿管、膀胱造瘘管、肾造瘘管等管道是否二次固定、通畅，引流液性质、量，标识情况	□是	□否
4.高风险药品：优先使用中心静脉通道给药。若使用外周静脉给药应签订《外周血管活性药物使用同意书》，观察注射局部皮肤有无水肿、充血、炎症	□是	□否
5.跌倒、坠床风险：对Morse评分≥45分的患者拉起床栏，床头标识正确，行健康宣教	□是	□否

十、骨专科护理风险评估清单

风险点：跌倒、深静脉血栓、关节僵硬等		
评估要点	完成情况	
1. 一般情况：生命体征、切口敷料、管路、引流量、疼痛、皮肤、心理、安全（跌倒、坠床、导管滑脱等）	□是	□否
2. 特殊用药：关注唑来膦酸注射液、鲑降钙素等特殊专科用药	□是	□否
3. 专科内容：肢体形态、肢体肿胀、肌力、关节活动、末梢循环、动脉搏动、毛细血管充盈试验情况	□是	□否
4. 专科操作：行石膏、支具、牵引的固定效果观察	□是	□否
5. 并发症或合并症：深静脉血栓、骨筋膜室综合征、关节僵硬、术后谵妄、假体脱位、脂肪栓塞、缺血性肌挛缩、废用综合征、合并感染等	□是	□否
6. 阳性体征及危急值：电解质、D-二聚体等	□是	□否

十一、脊柱专科护理风险评估清单

风险点：跌倒、坠床、深静脉血栓、压力性损伤、窒息等		
评估要点	完成情况	
1. 循环系统：心率、心律、血压、体温、高风险药物的使用	□是	□否
2. 呼吸系统：对一般患者关注呼吸频率、节律、深度、血氧饱和度；对高位截瘫患者另外关注听诊呼吸音，观察胸廓运动、痰性质	□是	□否
3. 神经和运动系统：意识、瞳孔、肌力、牵引、肢体温度、血运等	□是	□否
4. 消化系统：腹痛、腹胀、腹肌紧张、腹泻、便秘、恶心、呕吐、便血等	□是	□否
5. 管道：静脉通路、胃管、导尿管、引流管均二次固定，引流液颜色、性质和量	□是	□否
6. 设备：心电监护、除颤仪、输液泵、微量泵、吸氧装置、吸痰装置性能完好	□是	□否
7. 护理记录：特殊治疗、输血、危急值记录追踪	□是	□否
8. 并发症：出血、窒息、心搏骤停、下肢深静脉血栓、肺栓塞、脑脊液漏、肌力下降、肺不张、坠积性肺炎、切（伤）口感染	□是	□否
9. 安全管理：镇静镇痛、保护性约束、跌倒、坠床、深静脉血栓、非计划拔管、压力性损伤	□是	□否

十二、血管专科护理风险评估清单

风险点：出血、肺栓塞等		
评估要点	完成情况	
1. 生命体征：意识、体温、脉搏、呼吸、血压、血氧饱和度	□是	□否
2. 管道及高风险药品：查看输液管道是否通畅、局部皮肤是否正常，吸氧管、胃管、导尿管、引流管等各种管道是否固定、通畅，引流液颜色、性质、量，标识情况	□是	□否

续表

3. 使用抗凝药物患者是否有出血（胃肠道、皮下、牙龈及身体其他部位的出血）	□是	□否
4. 患肢皮肤颜色、皮温，是否有疼痛、肿胀、破溃，能否触及足背动脉	□是	□否
5. 主动脉夹层患者、腹主动脉瘤患者、血栓患者是否绝对卧床休息	□是	□否
6. 使用压迫器止血的患者，压迫器是否在位，伤口敷料是否干燥	□是	□否
7. 预防跌倒、坠床及压力性损伤：拉起床栏，及时翻身，行健康宣教	□是	□否

第三节 妇科系统风险评估清单

一、妇科护理风险评估清单

风险点：跌倒、坠床、压力性损伤、化疗药物外渗、非计划拔管等		
评估要点	完成情况	
1. 生命体征：遵医嘱或根据病情测量血压，观察意识等并记录	□是	□否
2. 专科风险评估：有无腹痛、腹胀，观察阴道大出血的量，记录引流液的颜色、性质、量，记录24h液体出入量等，警惕肢体疼痛、肿胀，关注VTE高风险人群	□是	□否
3. 化疗评估：静脉输液过程中有无外渗及过敏，观察化疗副作用（恶心、呕吐、便秘、腹泻、骨髓抑制、神经系统反应、自我形象紊乱等），减少户外活动并佩戴口罩，记录24h液体出入量，行口腔护理等	□是	□否
4. 安全风险评估：预防跌倒、坠床、压力性损伤、非计划拔管	□是	□否
5. 特殊操作		
（1）阴道灌洗上药技术：操作前详细询问有无性生活史，无性生活史者禁止进行此操作	□是	□否
（2）宫腔镜检查技术：关注血氧饱和度下降、胸痛、胸闷、口唇发绀、休克等空气栓塞表现，一旦发生，立即取左侧卧位、吸氧等	□是	□否
（3）灌肠技术：异位妊娠患者严禁使用灌肠技术	□是	□否
6. 管路护理：导尿管、腹腔引流管、宫腔引流管、胃管等导管妥善固定，观察引流液颜色、性质、量，测定残余尿量	□是	□否
7. 常见危急值：血红蛋白、白细胞、血小板降低，血糖异常，血钾、D-二聚体异常等，及时查看、接收、报告、观察并追踪记录	□是	□否
8. 特殊用药：使用化疗药物、阿托西班、注射用绒促性素、蔗糖铁等时，详细阅读药物使用说明书，双人核对（关注看似药物、听似药物），正确选择溶媒，剂量配制准确，选择合适的输注工具、输注方式等	□是	□否

二、产科护理风险评估清单

风险点：胎儿窘迫、胎盘早剥、子宫破裂、阴道大出血、抽搐等		
评估要点	完成情况	
1.生命体征：观察生命体征，查看各类监护情况	□是	□否
2.腹痛：待产期间观察腹部有无剧烈疼痛、板状腹、强制性宫缩等，警惕胎盘早剥或子宫破裂	□是	□否
3.阴道大出血：观察子宫收缩、宫底高度及阴道流血量	□是	□否
4.抽搐：询问有无自觉症状，有无头昏、眼花、视物模糊等	□是	□否
5.管道：查看导尿管、腹腔引流管、胃管是否固定牢固、通畅，有无标识，观察引流液颜色、性质、量	□是	□否
6.关注专科症状（宫缩、宫口开放、先露下降）及危急值（血红蛋白、D-二聚体等）	□是	□否

三、产房护理风险评估清单

风险点：胎儿窘迫、子宫破裂、肩难产、脐带脱垂、新生儿窒息、产后出血等		
评估要点	完成情况	
1.生命体征：观察孕产妇生命体征、胎儿监护情况	□是	□否
2.疼痛：根据疼痛程度合理使用药物镇痛或非药物镇痛	□是	□否
3.催产素应用：按医嘱配制催产素，催产期间需专人守候。根据孕妇宫缩调节滴数，一旦宫缩过强，遵医嘱使用宫缩抑制剂，以免发生胎盘早剥或子宫破裂	□是	□否
4.管道：妥善固定导尿管，观察引流液颜色、性质、量，活动中预防椎管内麻醉管路脱管	□是	□否
5.心理：关注孕妇心理及疼痛情况，鼓励孕妇建立分娩信心	□是	□否
6.关注专科情况：产程进展（宫缩、宫口开放、先露下降）、人工破膜时机（破膜后羊水性状）	□是	□否
7.产房急救处理：产后出血、肩难产、羊水栓塞及新生儿复苏等	□是	□否

四、生殖中心护理风险评估清单

风险点：阴道大出血、人工流产综合征等		
评估要点	完成情况	
1.生命体征：采卵术、人工流产术等宫腔及阴道操作患者，遵医嘱或根据病情定时测量生命体征并记录	□是	□否
2.腹痛：常见于采卵术后、人工流产术后等患者，表现为下腹部坠痛、胀痛。积极配合医生查找原因，对症治疗，疼痛剧烈者立即住院观察	□是	□否
3.阴道大出血：常见于采卵术后、人工流产术后、药物流产后等患者，平卧，保暖，吸氧，建立静脉通路，查找出血原因，进行对症处理，如病情持续不缓解并加重，立即联系手术室进行止血治疗	□是	□否
4.人工流产综合征：常见于人工流产术、子宫输卵管造影术患者，表现为恶心、呕吐、心动过缓、心律不齐、血压下降、面色苍白、头晕、胸闷、大汗淋漓，甚至出现昏厥和抽搐等迷走神经兴奋症状。应立即停止手术，平卧，吸氧	□是	□否

续表

5.阴道超声技术：操作前详细询问有无性生活史，无性生活史者禁止此操作	□是　□否
6.无痛采卵技术：关注血氧饱和度、口唇发绀、呼吸暂停等情况，持续心电监护、吸氧等，常规备呼吸气囊	□是　□否
7.特殊用药：使用促排卵、阿托西班等药物时详细阅读使用说明书（关注看似药物、听似药物），正确选择溶媒，剂量配制准确，选择合适的输注工具、输注方式等	□是　□否

第四节　儿科系统风险评估清单

一、儿科护理风险评估清单

风险点：跌倒、坠床、呼吸困难等	
评估要点	完成情况
1.生命体征：观察患者生命体征，查看监护情况	□是　□否
2.精神、饮食状况：精神有无萎靡、喂养是否合理、食欲有无减退	□是　□否
3.管道：查看输液管道、吸氧管、胃管、导尿管等各种管道是否固定、通畅，引流液颜色、性质、量，标识情况	□是　□否
4.呼吸困难：观察有无口唇发绀、气喘、呼吸急促、点头呼吸、三凹征，有无呛奶、痰阻、异物卡喉等表现	□是　□否
5.皮肤：面色、眼眶有无凹陷，皮肤弹性，有无皮疹，肢端皮肤颜色、温度	□是　□否
6.预防跌倒、坠床：有床档、床围，责任护士行健康宣教	□是　□否

二、新生儿护理风险评估清单

风险点：误吸、呼吸困难、电解质紊乱等	
评估要点	完成情况
1.生命体征：观察患儿生命体征，查看监护情况	□是　□否
2.喂养及血糖情况：观察有无吸吮无力、呕吐、胃潴留、腹泻、腹胀、肠型、腹壁颜色改变、包块、便秘、便血等，血糖低于2.6mmol/L，予积极处理	□是　□否
3.呼吸困难：观察有无呼吸困难、呻吟、三凹征、呼吸暂停及发绀等表现	□是　□否
4.循环障碍：观察有无皮肤花纹或发灰、四肢末梢冰凉、尿量减少、水肿、意识障碍等	□是　□否
5.中枢神经系统情况：观察意识、哭声、反应、头围、囟门、瞳孔、肌张力、各种反射等	□是　□否
6.管路及高风险药品：气管插管、PICC、脐动静脉置管、胃管等妥善固定、通畅，标识清晰，观察引流液颜色、性质、量。高风险药物需双人核对，剂量配制准确	□是　□否

7. 皮肤：观察面色、皮肤弹性、肢端皮肤温度，有无皮疹、皮肤硬肿，黄疸出现时间及程度	□是	□否

三、儿科门诊护理风险评估清单

风险点：输液外渗、给药错误、过敏反应等		
评估要点	完成情况	
1. 静脉输液		
（1）落实查对制度："三查八对"、PDA扫码、反核对	□是	□否
（2）输液巡视：观察输液反应及过敏反应	□是	□否
2. 特殊药物		
（1）性早熟治疗药物：按照说明书正确配制药液，执行正确注射方式	□是	□否
（2）易致敏药物如治疗破伤风药物等：注射后观察30min再离院	□是	□否
（3）10%氯化钾：双人核对剂量、浓度，调节合适的滴速	□是	□否
3. 特殊操作		
（1）鼻负压置换术：动作轻柔，防止鼻出血，操作前1h禁食，防止误吸	□是	□否
（2）小儿肌内注射：定位正确，防止损伤坐骨神经	□是	□否
4. 有效沟通：主动有效为患儿家属答疑解惑，给予患儿人性化关爱及帮助，及时避免不必要的误解，有效化解各种矛盾纠纷	□是	□否
5. 设备完好：电动吸引器、吸氧装置和急救车等处于急救备用状态，心电监护仪、心电图机性能良好	□是	□否

四、小儿外科护理风险评估清单

风险点：电解质紊乱、高风险药物外渗、非计划拔管等		
评估要点	完成情况	
1. 生命体征：评估患儿生命体征，查看心电监护情况	□是	□否
2. 意识及精神情况：是否有嗜睡或烦躁等意识改变，观察对各种刺激的反应	□是	□否
3. 专科情况：观察患儿有无恶心、呕吐、腹痛、腹胀、呕血、便血及术后疼痛等情况	□是	□否
4. 切口情况：观察切口有无渗血渗液，局部有无红肿热痛	□是	□否
5. 管道及引流液情况：妥善二次固定、通畅，引流液颜色、性质、量，是否有出血感染、吻合口瘘等征象	□是	□否
6. 营养情况：关注尿量、电解质及营养液输入量，保证水、电解质及营养平衡	□是	□否
7. 高风险用药：10%氯化钾输注或泵入速度（观察尿量及心率）、肠外营养制剂输注速度及镇静药物注意事项	□是	□否
8. 静脉通路：观察静脉通路（留置针、CVC、PICC、输液港）周围皮肤有无红肿、渗漏，有无堵管及血栓	□是	□否
9. 心理：与患儿及家属沟通，了解患儿心理状况，必要时予以评估及干预	□是	□否
10. 危急值：电解质紊乱等	□是	□否

第五节　五官科及其他系统风险评估清单

一、耳鼻喉专科护理风险评估清单

风险点：呼吸困难、非计划拔管等		
评估要点	完成情况	
1.生命体征：观察生命体征，查看监护情况	□是	□否
2.呼吸：观察患者有无口唇发绀、气喘、呼吸急促、端坐呼吸、三凹征等表现	□是	□否
3.伤口：观察有无红、肿、热、痛、渗血渗液等	□是	□否
4.管道：查看输液管道、局部皮肤情况，气管套管、吸氧管、胃管、负压引流管、导尿管等各种管道是否通畅、固定，引流液颜色、性质、量，有无标识	□是	□否
5.预防跌倒、坠床：对头晕、乏力者拉起床栏，责任护士行健康宣教	□是	□否
6.高风险药品：遵医嘱调节滴速，查看有无外渗	□是	□否
7.危急值追踪及关注患者异常主诉	□是	□否

二、眼科护理风险评估清单

风险点：跌倒、坠床		
评估要点	完成情况	
1.生命体征：观察患者生命体征，查看监护情况	□是	□否
2.基础情况：了解基础疾病（糖尿病、高血压、心脏病、脑梗死等）、过敏史、用药史	□是	□否
3.专科情况：视力、疼痛、感染、眼压、畏光、泪道通畅程度等	□是	□否
4.手术情况：术前扩瞳情况、手术名称、术后体位、切口敷料有无渗血渗液	□是	□否
5.药物应用：阿托品（青光眼及前列腺肥大者禁用）、噻吗洛尔（关注呼吸、精神、心率）、甘露醇（关注体位性血压、皮肤）	□是	□否
6.预防跌倒、坠床：拉起床栏，无障碍物，留陪，行健康宣教	□是	□否

三、口腔科护理风险评估清单

风险点：伤口出血、皮瓣坏死、误吸等		
评估要点	完成情况	
1.生命体征：观察患者生命体征，查看监护情况。指导患者做吞咽动作，评估有无梗阻感。询问患者有无呼吸费力、胸痛、气促等，防止气胸	□是	□否
2.伤口出血：口内伤口有出血、分泌物、结痂时对症处理	□是	□否
3.负压引流：负压通路无漏气，引流球处于负压状态，观察引流液的颜色及量	□是	□否
4.管道：中心静脉导管、导尿管、胃管固定牢固、通畅，标识清晰，无并发症，观察引流液颜色、性状及量	□是	□否
5.疼痛：评估患者疼痛情况，遵医嘱使用止痛药物，观察疗效及副反应	□是	□否

6. 皮瓣：观察皮瓣颜色、皮纹，触摸皮瓣温度及质地	□是	□否
7. 功能锻炼：颈淋巴结清扫术后上肢外展及旋转运动、颌面部手术后面神经功能锻炼、血栓高危患者自主踝泵运动等	□是	□否
8. 关注专科症状（张口困难、呼吸困难）、危急值（低钾、低钠等）	□是	□否

四、急诊科护理风险评估清单

风险点：不良事件、护理并发症、病情变化、非预期死亡		
评估要点	完成情况	
1. 入科评估：监测生命体征及阳性体征，如发现异常，告知医生	□是	□否
2. 高危病种		
（1）急性心肌梗死：胸骨后或心前区压榨性疼痛、心悸、黑蒙	□是	□否
（2）急性脑卒中：剧烈头痛、口角歪斜、失语、步态失调	□是	□否
（3）急性创伤：意识障碍、脉搏细促、全身湿冷、口渴	□是	□否
（4）消化道出血：呕血、黑便、血压改变、甲床及皮肤颜色改变	□是	□否
（5）急性中毒：可闻及刺鼻农药气味、意识改变、瞳孔变化	□是	□否
（6）急性心力衰竭：极度烦躁、气促、咯大量白色或粉红色泡沫痰	□是	□否
（7）急性呼吸衰竭：呼吸困难、三凹征、发绀	□是	□否
3. 特殊操作		
（1）气管插管术：观察患者血氧饱和度、口唇发绀、意识状况，及时吸痰	□是	□否
（2）洗胃：观察患者意识及血氧饱和度。如病情变化，停止操作	□是	□否
（3）血液灌流：观察患者血压变化及管路是否通畅，及时调整灌流速度	□是	□否
4. 管道护理：导尿管、胃管、留置针、深静脉置管等管道妥善固定，观察引流液颜色、性质及量	□是	□否
5. 急诊转运：评估病情，根据病情携带相应仪器设备（除颤仪、微量泵、呼吸机等）。妥善固定各种管道，防止患者坠床、途中观察患者病情变化	□是	□否
6. 特殊用药：口头医嘱需复述，听似药品、看似药品、精神药品、麻醉药品需双人核对，抢救结束后请医生及时补录医嘱。观察患者生命体征变化，及时调整	□是	□否

五、重症医学科护理风险评估清单

风险点：不良事件、护理并发症、病情变化、非预期死亡		
评估要点	完成情况	
1. 生命体征：查看患者心电监护仪各项参数数值和波形有无异常	□是	□否
2. 呼吸：评估患者咳嗽、排痰能力，检查患者有无痰鸣音。对镇静患者，进行吸痰，评估痰液及气道通畅性，检查口腔清洁度。对人工气道患者，检查插管深度、呼吸回路有无牵拉，查看呼吸机参数和波形，报警时及时处理	□是	□否
3. 引流管：查看深度、有效期、通畅性、引流液量及颜色	□是	□否
4. 药物：查看泵入速度、调节范围、皮肤有无外渗	□是	□否
5. 冰毯机：目标体温、患者有无寒战、药物辅助	□是	□否

6. 预防非计划拔管：评估患者配合度、导管固定有效性、镇静镇痛深度	□是	□否
7. 预防压力性损伤：查看预防措施落实情况	□是	□否
8. 营养：查看营养液速度、胃残余量及有无腹泻	□是	□否
9. CRRT：查看模式、治疗处方完成情况、抗凝情况，查看电解质钾、钙数值	□是	□否
10. 循环：ECMO、PICCO 参数，泵入药物速度，目标血压，血气乳酸结果，肢端皮肤颜色和温度	□是	□否
11. 预防感染：导管感染预防措施落实	□是	□否

六、皮肤科护理风险评估清单

风险点：皮肤损伤		
评估要点	完成情况	
1. 生命体征：监测体温、心率、呼吸、血压、血氧饱和度	□是	□否
2. 专科情况：询问过敏史、近期所用药物、食用或接触过的易致敏物质	□是	□否
3. 安全管理：高风险用药、管道、压力性损伤、跌倒等	□是	□否
4. 出现异常，报告医生，行对症处理，做好护理记录	□是	□否
5. 若患者存在风险点，填写 SBAR 交班清单，班班交接	□是	□否

七、门诊换药室护理风险评估清单

风险点：晕厥		
评估要点	完成情况	
1. 风险人群：重点关注上午空腹、年轻体弱、心脏病、血容量不足的患者	□是	□否
2. 常见诱因		
(1) 低血糖性晕厥：常见于上午空腹换药患者。患者会出现头晕、乏力、冷汗、手脚发凉等晕厥前兆	□是	□否
(2) 心源性晕厥：常出于患者紧张、焦虑与恐惧或者患者本身有心脏病	□是	□否
(3) 低血压性晕厥：常见于患者血容量不足时转换体位过快	□是	□否
3. 预防措施：掌握常见晕厥诱因及处理方式；重视心理疏导，提高耐痛阈；掌握换药的操作方法，指导患者慢节律呼吸；避免空腹换药；避免换药后变换体位时过快过猛	□是	□否
4. 应急处理：立即将患者去枕平卧，保暖，快速口服糖开水，测血压、脉搏、呼吸，嘱其做深呼吸，观察患者意识、口唇、面色，有无四肢发冷、大汗淋漓、恶心、呕吐等现象。严重时通知相关科室协助抢救	□是	□否

八、体检部护理风险评估清单

风险点：低血糖、晕血、晕针、跌倒		
评估要点	完成情况	
1. 风险人群：年老体瘦、行动不便、面色/口唇苍白、精神萎靡的体检者	□是	□否
2. 特殊操作		

续表

（1）体检采血：操作前详细询问有无低血糖、晕血、晕针史，如有这类情况，平卧采血	□是	□否
（2）体检超声：观察超声等候区的体检者，如发现有特别瘦弱、面色/口唇苍白或发绀、大汗淋漓等体检者，给予测量血压，吸氧等	□是	□否
3.紧急处置：立即平卧，观察意识、面色、脉搏、血压，如呼之不应，立即呼救，援助人员拨打院内急救电话，协助抢救	□是	□否

九、消毒供应中心风险评估清单

风险点：职业暴露、消毒不合格		
评估要点	完成情况	
1.专科情况：生物监测前判读设备运行情况，试剂培养前确保测试组已灭菌，对照组与测试组为同一批次；关注培养孔有无杂物，试剂内安瓿是否完全挤破，培养液内无大气泡和大量小气泡；按时观察监测结果	□是	□否
2.专科操作		
（1）闭合式包装：包装前确认包装材料清洁度和完好性，确认2层包装材料分2次包装	□是	□否
（2）密封式包装：封口前确认包内有化学指示物，封口后确认封口合格	□是	□否
3.预防职业暴露：器械摆放朝向一致，处置器械时应握持手柄环部或者光滑圆润的另一端，禁止直接抓取锐利端。分拣器械时注意力集中，端取器械篮筐前检查有无器械伸出篮筐外	□是	□否

十、医疗美容科门诊护理风险评估清单

风险点：感染、意外伤害		
评估要点	完成情况	
1.风险人群：老弱病残及幼儿，特别是心脑血管疾病及糖尿病的患者	□是	□否
2.安全核查：核对患者姓名、年龄、门诊号或住院号、手术名称、手术部位、手术时间。行各种操作及治疗时"三查八对"	□是	□否
3.手术清点：手术开始前、关闭体腔前、关闭体腔后、缝合皮肤后4次清点物品及器械	□是	□否
4.设备安全：定期清洁消毒，检查保养设备	□是	□否
5.意外伤害：体位不当致坠床、压伤、神经损伤、电刀灼伤等	□是	□否
6.沟通交流：整形手术前拍照，术后健康宣教包括瘢痕恢复期及美容缝合线拆线告知书	□是	□否
7.医院感染：严格执行无菌操作，无菌物品在效期内使用	□是	□否

第九章
风险清单实践

一、甲状腺术后出血致呼吸困难风险清单实践

【案例】

曾某某，男，52岁，发现右侧甲状腺结节5年余入院。门诊针吸细胞学检查：右甲状腺可疑恶性肿瘤。入院后完善相关检查，于2021年9月22日12时在全身麻醉下行双侧甲状腺全切＋中央区淋巴结清扫术。术后麻醉清醒后于15：30返回病房。年轻护士小吴于16：30巡视病房时发现伤口敷料有少许渗血，患者诉切口疼痛不适，查看颈部引流管，引流出暗红色血性液体约55mL，在敷料外做好渗血范围的标记后继续观察。16：55患者诉憋气、胸闷、呼吸困难。心电监护：心率80次/min，呼吸22次/min，血氧饱和度93%，血压92/60mmHg。血性引流液增至100mL。立即通知医生至床边查看患者，揭开切口敷料，发现患者颈部明显肿胀，切口周围皮下瘀斑。遵医嘱予以床旁清创缝合术，并予以吸氧、补液、止血对症治疗后，患者呼吸和血氧饱和度恢复正常，术后1周，痊愈出院。

【原因分析】

（1）年轻护士对甲状腺术后出血的风险评估能力不足，护士小吴在术后1h巡视时发现切口敷料有渗血，患者诉切口疼痛不适，未引起警觉，没有进一步查看患者的颈部有无肿胀及皮下瘀斑，造成血肿进行性加重，导致呼吸困难。

（2）护士对患者及其家属关于甲状腺术后出血的预防及识别的健康宣教不到位。该护士由于自身知识储备不足，未明确告知患者如出现颈部发紧、有压迫感时要警惕术后出血，须及时告知医护人员，使得患者参与自我健康管理不足。

【防范措施】

（1）制订甲状腺术后出血致呼吸困难风险清单。甲状腺术后出血可压迫气管，造成急性上呼吸道梗阻，甚至窒息，病情危急，如处理不当可引起严重后果。清单归纳了并发症的预防要点、识别要点及紧急处置要点，简单明了，可指引临床护士及早识别出血风险。

（2）每年组织全科护士开展甲状腺术后出血应急预案的培训、演练及考核，提升风险防范意识、健康宣教能力及紧急处置能力，确保患者安全。

（3）做好健康宣教。向患者及其家属讲解甲状腺术后出血的预防和识别，出现疼痛、颈部压迫感、呼吸困难等情况时告知医务人员。

【风险清单】

甲状腺术后出血致呼吸困难风险清单

风险点：甲状腺术后出血致呼吸困难、窒息		
风险人群：甲状腺术后患者		
预防要点	完成情况	
1. 患者床边备气管切开包、负压吸引装置	□是	□否
2. 患者术后回病房，与手术室护士交接（意识、生命体征、切口敷料、手术方式），观察引流液颜色、性状、量并记录	□是	□否
3. 术后持续吸氧。全身麻醉清醒后取半卧位，保持引流管通畅	□是	□否
4. 手术 6h 后进食温冷半流质食物，避免颈部剧烈活动	□是	□否
5. 术后当天每小时巡视，观察患者，监测生命体征。术后第 2 天如患者生命体征平稳，意识清楚，切口敷料干燥，每 2h 观察并记录 1 次	□是	□否
识别要点	完成情况	
6. 术后 1 ～ 2h 引流量大于 100mL，呈鲜红色；切口敷料有渗血，引流管内有大量血液；患者出现发绀、呼吸困难、切口肿胀、烦躁等	□是	□否
紧急处置要点	完成情况	
7. 立即报告值班医生	□是	□否
8. 吸氧：给予高流量吸氧 6 ～ 8L/min	□是	□否
9. 用药：建立静脉通路，遵医嘱用药	□是	□否
10. 特殊物品准备：出血应急箱、电刀机、站灯等清创用物	□是	□否
11. 必要时联系呼吸内科、耳鼻喉科，行气管切开或气管插管	□是	□否
12. 观察：清创结束后，每 30min 观察患者呼吸、血压、颈部皮肤、引流液及切口纱布情况 1 次，做好记录，嘱咐家属 24h 留陪	□是	□否
13. 若病情恶化，患者出现休克或心搏骤停，立即转 ICU 治疗	□是	□否

二、下肢深静脉血栓形成风险清单实践

【案例】

程某某，女，50 岁，2024 年 2 月 18 日门诊以"肩关节盂唇损伤"收入院，2 月 20 日在全身麻醉下行左肩关节镜下盂唇部分切除成形 + 肩关节松解 + 肩袖修补 + 肩峰减压 + 滑膜清理术。术后给予抗感染、消肿、止痛、补充电解质治疗，血栓风险评估为中风险。2 月 22 日 12：35 患者在卫生间站起时感胸闷、呼吸困难、无力等不适，被陪护抬至床上。患者面色苍白、四肢冰冷、意识清楚，双侧瞳孔等大等圆，末梢血供可，双下肢无肿胀，急行心电监护，血氧饱和度 77%，血压 71/62mmHg，脉搏 126 次 /min，呼吸 36 次 /min，

测血糖为 8.9mmol/L，吸氧，建立静脉通道，行气管插管等对症治疗，患者胸闷等症状稍好转，血氧饱和度维持在 90%。急查血管彩超，示双下肢胫后静脉血栓，请血管外科急会诊，考虑肺栓塞，和患者及其家属沟通病情后，转血管外科继续治疗。

【原因分析】

（1）未使用药物预防血栓。患者行关节镜手术后，根据深静脉血栓评估量表评估该患者处于深静脉血栓形成中风险，患者术后无药物预防禁忌证，未给予抗凝药物。

（2）预防血栓宣教不够。患者术后血栓评估为中风险，但护士未意识到患者有血栓形成的危险，未详细宣教预防血栓的意义及方法。

（3）基础预防不到位。患者行上肢手术，下肢虽可以活动，但患者术后因疼痛导致床上活动减少，同时护理人员忽视了上肢手术患者深静脉血栓形成的基础预防指导，未督促患者行踝泵运动、股四头肌的静力收缩运动、直腿抬高训练等下肢功能锻炼。

【防范措施】

（1）制订下肢深静脉血栓形成风险清单，该清单归纳了下肢深静脉血栓形成的注意事项和风险点，简单明了，可指引临床护士正确防范下肢深静脉血栓及下肢深静脉血栓脱落时应急处理。

（2）每年组织低年资护士进行下肢深静脉血栓形成风险清单的培训学习，提升风险防范意识。

（3）对于血栓评估为中高危的患者，常规行预防血栓的宣教，并督促患者做防血栓锻炼。

【风险清单】

下肢深静脉血栓形成风险防范及处置清单

风险点：休克或静脉性坏疽	
风险人群：深静脉血栓高风险患者及长期卧床患者	
预防要点	完成情况
1.绝对卧床，抬高患肢，高于心脏水平 20～30cm；避免下肢静脉穿刺，禁止按摩、热敷患肢	□是　　□否
2.病情允许的情况下多饮水，每日饮水量 ≥ 2000mL。戒烟酒，保持排便通畅，避免屏气用力	□是　　□否
3.指导患者做踝泵运动，每次 20～30 组，每日 3～4 次	□是　　□否
识别要点	完成情况
4.患侧肢体肿胀和疼痛，皮温升高，呈青紫色，未触及足背动脉搏动。严重时会发生股青肿或股白肿	□是　　□否
紧急处置要点	完成情况
5.给予心电监护及氧气吸入。观察患者意识、瞳孔、尿量，有无呼吸困难、咯血等	□是　　□否

6. 指导患者进食低盐、低脂、高蛋白、高维生素、易消化食物，避免用力排便、剧烈咳嗽	□是	□否
7. 出血：观察皮肤黏膜是否出现瘀斑，有无牙龈出血、血尿、便血、消化道溃疡出血	□是	□否
8. 监测患肢周径、皮温、足背动脉搏动及血运情况	□是	□否
9. 警惕肺栓塞的发生：呼吸困难、胸腔刺痛感、咳嗽、咯血	□是	□否

三、骨髓抑制风险防范及处置清单实践

【案例】

张某某，男，62岁，因咳嗽、胸痛等症状就诊，诊断为非小细胞肺癌晚期。经过3周期化疗后，于2023年9月10日出院。出院时，血常规检查显示白细胞计数 $3.0 \times 10^9/L$，中性粒细胞计数 $1.2 \times 10^9/L$，提示轻度骨髓抑制。患者稍感乏力，无其他明显不适，医生给患者开了升白细胞药物，并嘱咐定期复查血常规，一旦出现发热、乏力加重等症状，应立即就医。然而，患者并未按时复查血常规，也未规律服药。9月20日患者突然出现高热、寒战，体温高达39.5℃，呼吸困难，紧急入院。入院后，血常规检查显示白细胞计数 $1.0 \times 10^9/L$，中性粒细胞计数 $0.2 \times 10^9/L$，感染指标C反应蛋白和降钙素原均显著升高，血培养也呈阳性，证实为重度骨髓抑制合并严重感染。立即给予抗感染、退热、升白细胞药物治疗，并入住层流洁净病床。同时，给予心电监护、氧气吸入等，严密监测生命体征。并请感染科会诊，调整抗生素治疗方案。但患者病情持续恶化，出现多器官功能衰竭迹象，于是立即将其转入ICU，进行进一步监护和治疗。在ICU，患者接受了全面的生命支持和抗感染治疗。经过医护人员的全力救治，患者病情逐渐稳定，感染得到控制，各项生命体征趋于正常。于10月5日转回普通病房继续康复治疗。

【原因分析】

（1）患者及其家属对医嘱的忽视。患者及其家属未能严格遵循医嘱，未按时复查血常规，也未规律服药，反映了他们对医嘱的重视程度不足，对疾病的认识不够深入。

（2）护士宣教工作存在不足。在住院期间，护士在宣教过程中可能未能充分强调化疗后可能出现的骨髓抑制等不良反应及其相关注意事项，导致患者及其家属对这些潜在风险缺乏足够的了解和认识。此外，当患者出现轻微乏力时，护士未能及时识别并采取相应的处理措施。在患者出院时，护士在发放出院带药时可能未能充分阐明医嘱的重要性，以及不遵守医嘱可能导致的严重后果，这进一步增加了患者及其家属忽视医嘱的风险。

（3）骨髓抑制导致的免疫力下降。化疗药物导致的骨髓抑制使得患者的白细胞计数显著降低，免疫力严重下降，容易受到感染。

（4）治疗过程中的风险与不确定性。尽管医生及时给予了治疗，但由于病情的严重性和不确定性，治疗效果受到一定影响。

【防范措施】

（1）制订骨髓抑制风险防范及处置清单。清单列出了预防措施，旨在从源头上减少骨髓抑制的发生。同时，清单明确了骨髓抑制症状的识别要点，使护士能快速地判断潜在风险，确保患者得到及时的干预和治疗。此外，还详细描述了紧急处置要点，为护士在骨髓抑制发生时提供明确的操作指引，确保病情能够得到迅速而有效的控制。

（2）每年组织相关培训。培训涵盖骨髓抑制的相关理论知识，让护士全面认识骨髓抑制。同时，深入解读风险清单，使护士熟练掌握内容并应用于日常。通过分享真实案例，提升护士对骨髓抑制临床表现和处理流程的了解程度，增强风险防范和处置能力。

【风险清单】

骨髓抑制风险防范及处置清单

风险点：骨髓抑制导致患者感染性休克、死亡	
风险人群：化疗、放疗后患者	
预防要点	完成情况
1.告知患者放化疗可能出现的不良反应等相关知识，嘱其注意个人卫生	□是　　□否
2.监测血常规，如有异常，及时处理	□是　　□否
识别要点	完成情况
3.头晕、乏力、面色苍白、发热、腹泻、出血等症状	□是　　□否
紧急处置要点	完成情况
4.入层流床，卧床休息，室内通风，每日进行空气消毒，避免探视	□是　　□否
5.遵医嘱用药	□是　　□否
6.监测生命体征，避免感染	□是　　□否
7.保证患者安全，避免跌倒、坠床	□是　　□否
8.必要时转 ICU 治疗	□是　　□否

四、癫痫发作风险防范及处置清单实践

【案例】

黄某某，女，32 岁，因先天性疾病而有癫痫病史多年。一直以来，患者的癫痫发作都得到了有效的控制，但近期因情绪波动较大，医生调整了抗癫痫药物的剂量。某天下午，患者在病房内看电视时，突然出现双眼凝视、眼球上翻的前驱症状。随后，失去意识，四肢剧烈抽搐，口吐白沫。此时，护士小张正在病房的另一端忙于其他工作，没有立即注意到患者的异常。当她偶然抬头看到异常情况后迅速冲向患者，但由于慌张未能及时找到牙垫。她试图用手掰开患者紧闭的牙齿，结果手部被咬伤。与此同时，其他医护人员闻讯赶到现场，迅速为患者垫上牙垫，然后将她移至安全区域，确保呼吸道畅通，并给予吸氧、心电监护，立即给予抗癫痫药物，并处理了小张的手部伤口。经过几分钟的紧急处

理，患者的抽搐症状逐渐缓解，意识也逐渐恢复。

【原因分析】

（1）护士小张对癫痫患者的病情观察不够细致，未能及时发现患者的前驱症状。

（2）在紧急处置过程中，小张由于慌张和缺乏经验，未能及时找到牙垫，导致手部被咬伤。

（3）病区缺乏针对癫痫患者紧急处置的标准化流程，导致医护人员在处置过程中存在一定的混乱和延误。

【防范措施】

（1）制订癫痫发作风险防范及处置清单。清单重点概括了癫痫患者面临的主要风险点，并针对风险人群提供了针对性的预防要点与紧急处置要点。清单简洁明了，可帮助医护人员在工作中快速识别风险，采取有效预防措施，并在紧急情况下进行准确处置，确保患者的安全与合理救治。

（2）设置标识与物品。在风险人群床头挂"癫痫患者注意事项"等提示卡，以提醒患者和家属注意相关事项，避免癫痫发作的诱因。同时，床旁配备癫痫紧急处置所需的物品，放置于便于取用的位置。

（3）加强培训。定期开展癫痫相关知识培训，同时深入学习癫痫发作风险防范及处置清单，确保医护人员能够全面掌握清单内容，并在日常工作中灵活运用，提高医护人员识别能力和紧急处置水平，确保患者能够得到及时、有效的救治。

【风险清单】

癫痫发作风险防范及处置清单

风险点：舌咬伤、误吸、呼吸抑制、心律失常、颅内出血、脑水肿、猝死等		
风险人群：癫痫、脑肿瘤、脑积水、先天性疾病、脑外伤、脑血管疾病等患者		
预防要点	完成情况	
1. 了解患者癫痫发作史，保持病室舒适安静，减少癫痫诱因（如劳累、饮酒、发热、感染、精神因素、情绪激动、紧张、停药不当等），做好安全措施，竖起床栏，家属24h留陪，保证充足睡眠，避免精神刺激	□是	□否
2. 积极治疗原发病	□是	□否
3. 按时按量服药，切忌突然停药、减药、漏服药及自行换药	□是	□否
识别要点	完成情况	
4. 出现失神、双眼凝视、眼球上翻、呼吸困难等前驱症状或突然失去意识，心率增快，四肢抽搐，伴有口吐白沫、小便失禁等症状	□是	□否
紧急处置要点	完成情况	
5. 体位：抽搐发作时应立即平卧（床头抬高30°），头偏向一侧，使用口咽通气道以畅通气道，清理口腔及呼吸道分泌物	□是	□否

6. 床边备牙垫、开口器、负压吸引装置，保持气道畅通。发作时用牙垫或压舌板压住舌根，预防舌咬伤	□是　　□否
7. 吸氧，必要时心电监护。给予安全保护护理，预防外伤，不可强行按压肢体，避免骨折	□是　　□否
8. 用药：开通 1～2 条静脉通路，遵医嘱给予镇静剂。高热者给予降温护理	□是　　□否
9. 观察：用药后每 5～10min 观察意识、瞳孔、心率、呼吸、血压、血氧饱和度、面色、口唇颜色，抽搐症状缓解后改为每 30min 观察 1 次，做好记录	□是　　□否

五、儿童气道异物风险防范及处置清单实践

【案例】

患儿，男，6 岁。患儿在玩耍时，家长发现他用手抠嘴巴，不停咳嗽，于是拍打患儿背部，无效。患儿烦躁不安，面色涨红。立即送往附近的医院，怀疑是异物卡喉，医务人员立即使用海姆立克法，仍无效，此时患儿已出现双眼无神、全身皮肤青紫、呼吸困难等危急情况，随时都有生命危险。医院立即开通绿色通道，患儿被迅速推进手术室，用支气管镜从患儿气道取出 2 块巴旦木碎屑。术后，患儿转入重症医学科进行治疗，次日病情稳定，转儿科病房观察治疗。

【原因分析】

（1）家长对儿童异物防范不重视。家长给儿童食用巴旦木，未意识到坚果、豆类可能会导致气道堵塞等严重不良事件。

（2）未普及海姆立克法。在发现患儿异常情况的第一时间，家长不知晓使用海姆立克法来解除梗阻。随着患儿的哭喊、躁动，异物可能滑入气道深部，增加救治困难的程度。

【防范措施】

（1）普及知识。进行气道异物防范的重要性、方法、应急处置知识普及，降低气道异物的发生率和提高救治成功率。

（2）正确识别。医务人员掌握气道异物的临床表现，接诊时第一时间询问窒息的原因，并采取正确的处理措施。

儿童气道异物风险防范及处置清单

风险点：轻度、重度气道梗阻	
风险人群：婴幼儿	
（一）轻度梗阻	
预防要点	完成情况
1. 避免儿童口内含物的习惯	□是　　□否
2. 小于 3 岁儿童应尽量少吃坚果、豆类	□是　　□否

续表

识别要点	完成情况	
3. 良好的气体交换	□是	□否
4. 能够用力咳嗽	□是	□否
5. 咳嗽时可能有哮鸣音	□是	□否
紧急处置要点	完成情况	
6. 有良好的气体交换，鼓励患儿继续咳嗽	□是	□否
7. 不干扰患者自行解除梗阻，但要监测患儿情况	□是	□否
8. 轻度梗阻持续加重，应启动应急反应系统	□是	□否
（二）重度梗阻		
预防要点	完成情况	
1. 避免儿童养成口内含物的习惯	□是	□否
2. 小于 3 岁儿童应尽量少吃坚果、豆类	□是	□否
识别要点	完成情况	
3. 用拇指和手指抓住自己的喉部	□是	□否
4. 无法说话或哭喊	□是	□否
5. 气体交换不良或无气体交换	□是	□否
6. 微弱、无力的咳嗽或者完全没有咳嗽	□是	□否
7. 吸气时出现尖锐的噪声或者完全没有噪声，呼吸困难加重，可能出现发绀	□是	□否
紧急处置要点	完成情况	
8. 如患儿不能说话，立即用海姆立克法解除窒息	□是	□否
9. 失去反应时呼叫帮助，派人增援，启动应急反应系统	□是	□否
10. 立即心肺复苏	□是	□否
11. 每次开放气道，要查找异物，能看见时用手取出；未发现异物，继续心肺复苏	□是	□否

六、脂肪乳氨基酸葡萄糖注射液使用风险清单实践

【案例】

李某某，男，88 岁，因"肺癌综合治疗 1 年余，疼痛伴呕吐加重 1 个月"至医院门诊就诊，收入肿瘤科。入院后呕吐持续加重，无法进食，且患者未按医嘱规范使用止痛药，疼痛控制欠佳。2024 年 1 月 29 日血液检查结果：钙（Ca^{2+}）1.98mmol/L、钠（Na^+）125.9mmol/L、钾（K^+）2.1mmol/L。医嘱开立：脂肪乳氨基酸葡萄糖注射液 1440mL+10% 氯化钾 30mL+10% 氯化钠 40mL，静脉点滴。12：20 护士为患者输注该药物，18：11 输注结束。15：00 医生开立医嘱查血甘油三酯，护士于 15：10 在患者输液对侧肢体采血，采血完毕后发现试管内血液为乳糜血，通知医生，暂缓采血。1 月 30 日 23：16 患者出现呼吸急促、发热、寒战、体温 39.1℃。立即报告医生，给予退热对症处理后体温降至 37.1℃。

【原因分析】

（1）护士对药品相关知识掌握不足。

（2）在患者输注脂肪乳的过程中采血，对免疫学指标影响较大。建议输注完毕 6h 后采血。

（3）根据脂肪乳氨基酸葡萄糖注射液的注射要求，输注时间应在 12～24h，实际输注时间约 6h，注射药物过快，导致患者发生脂肪超载综合征。

【防范措施】

（1）制订脂肪乳氨基酸葡萄糖注射液使用风险清单，针对该药品的风险点，指引护士正确给药，减少并发症的发生，保障患者安全。

（2）定期组织护士学习药品风险清单，提升风险防范意识，确保给药安全。

【风险清单】

脂肪乳氨基酸葡萄糖注射液使用风险清单

风险点：静脉炎、超敏反应、高糖血症、脂肪超载综合征（发热、呼吸窘迫、腹痛、恶心、呕吐、贫血、凝血功能障碍等）		
操作要点	完成情况	
1. 符合用药指征：不能或功能不全或被禁忌禁止经口 / 肠道摄取营养的成年患者	□是	□否
2. 对鸡蛋或大豆蛋白过敏、重度高脂血症以及严重肝、肾、心功能不全者禁用	□是	□否
3. 输注剂量：每小时 3.7mL/kg 静脉泵入，输注时间为 12～24h	□是	□否
4. 脂肪乳输注过程中监测血甘油三酯水平，要求 < 5mmol/L，如 > 5mmol/L 应减量，如 > 11.4mmol/L 则应停用。建议在输液对侧肢体采血，生化检测指标应在停止输注 6h 后检查	□是	□否
5. 出现发热、超敏反应（皮疹、荨麻疹）、呼吸急促时，立即停止输注，报告医生；穿刺点周围皮肤出现红、肿、热、痛时，立即更换输液部位，对症处理	□是	□否

七、去乙酰毛花苷注射液使用风险清单实践

【案例】

王某某，男，80 岁，2023 年 11 月 5 日上午 10：06，以"颜面浮肿半年，加重 3 天"为主诉就诊，门诊以先天性心脏病、心肌炎、肺炎、呼吸衰竭、心衰收住入院。入院后由于病情严重，当天告病危，医嘱一级护理，予以面罩给氧，心电监护，强心、利尿、扩血管以减轻心脏负荷，病情无明显改善。11 月 5 日 15：43 心电监护显示患者心率 136～144 次 /min，通知医生，医生下达口头医嘱："去乙酰毛花苷 0.4mg 静脉推注"。年轻护士复述医嘱无误后抽吸药液准备推注，旁边另一护士询问年轻护士是不是为患者推注去乙酰毛花苷，发现年轻护士手上拿的是 5mL 注射器，立即阻止其操作，再次询问医生后重新配制药液，抽吸去乙酰毛花苷 0.4mg 并用 5% 葡萄糖注射液 20mL 稀释。15：48 开始为患者静脉推注药物，15：52 心电监护显示患者心率 56 次 /min，立即停止操作并通知医生，遵医嘱急查地高辛浓度，予以利尿、补钾对症治疗后患者生命体征恢复正常。

【原因分析】

（1）年轻护士对药品相关知识储备不足，去乙酰毛花苷未稀释准备直接静脉推注，未遵循药物正确使用方法，险些酿成严重后果。按照药物使用说明书，去乙酰毛花苷注射液应用5%葡萄糖注射液稀释后缓慢注射。

（2）护士对高风险药物用药错误的防范意识薄弱，风险评估能力不足。该护士不知晓去乙酰毛花苷使用的风险点，推注过程中未持续观察患者心率变化，导致患者出现心律失常的紧急情况。如果掌握该药物的风险点，可规避此风险的发生。

【防范措施】

（1）制订去乙酰毛花苷注射液使用风险清单。用药安全是所有护理安全中最为核心的环节。清单归纳了该药物使用的风险点和操作要点，简单明了，可指引临床护士正确用药。

（2）加强低年资护士关于高风险药物使用的培训学习，提升风险防范意识，确保给药安全。

【风险清单】

去乙酰毛花苷注射液风险清单

风险点：胃纳不佳、恶心、呕吐、下腹痛、心律失常（室性期前收缩最常见）、视力模糊或黄视		
操作要点	完成情况	
1. 符合用药指征，如心力衰竭等	□是	□否
2. 操作前查看药品的剂量、浓度、质量、效期、药品全名、用法，并双人核对	□是	□否
3. 用5%葡萄糖注射液稀释，缓慢静脉推注，首剂量为0.4～0.6mg，禁止与钙剂合用，肝功能异常时应减量	□是	□否
4. 给药期间观察血压、心率、心律、血钾变化及有无胃肠道症状，一旦心率低于60次/min，立即停药	□是	□否
5. 做好健康宣教，告知患者及其家属输液过程中如有异常，及时报告	□是	□否

八、芬太尼透皮贴剂使用风险清单实践

【案例】

李某，女，35岁，2022年6月12日8：10因肝癌收入院。患者入院时意识清楚，诉恶心、呕吐症状较严重，家属告知已2天未进食，患者诉肩胛处针刺样疼痛，NRS评分为6分，遵医嘱予以盐酸布桂嗪注射液0.1g肌内注射，30min后患者诉疼痛缓解，NRS评分为3分。由于患者不能口服药物，医嘱使用芬太尼透皮贴剂8.25mg，每72h1次。护士6月13日09：15给患者使用芬太尼透皮贴剂。23：15患者诉寒战，家属用热水袋给患者保暖，23：40查体温39.5℃，遵医嘱予以双氯芬酸钠栓25mg塞肛，00：10患者体温降至

37.8℃，00：25患者出现呼之不应、呼吸减慢、针尖样瞳孔、口唇发绀、四肢松弛、反射消失，查体：脉搏80次/min，呼吸8次/min，血氧饱和度90%，血压90/60mmHg。考虑吗啡中毒，此时检查发现患者身上有芬太尼透皮贴剂，告知医生后立即去除芬太尼透皮贴剂。遵医嘱予以心电监护、氧气吸入，纳洛酮2mg静脉推注，5min后，患者意识恢复，瞳孔仍小，血压85/50mmHg，继续进行对症处理后患者生命体征恢复正常。

【原因分析】

（1）年轻护士对芬太尼透皮贴剂使用风险点及注意事项掌握不全。

（2）护士宣教不到位。本案例中，护士使用芬太尼透皮贴剂时未对患者及其家属进行使用的相关宣教，患者发热时未及时告知医生并去除芬太尼透皮贴剂，未指导患者禁止使用热水袋、电热毯等容易加速药物分解的物品，导致患者发生吗啡中毒，造成严重后果。

（3）护士交接班不清楚。夜班护士不知晓患者正在使用芬太尼透皮贴剂，未及时制止患者使用热水袋，也未在患者发热时告知医生去除芬太尼透皮贴剂，导致患者发生吗啡中毒。

【防范措施】

（1）交接班制度的完善。该案例警示护士在临床工作中对于特殊使用的高风险药物应严格做好交接班，保障患者安全。交班护士要详细交代清楚患者的特殊用药情况，接班护士知晓患者的风险点。

（2）设计芬太尼透皮贴剂使用记录单。记录在院患者使用芬太尼透皮贴剂的剂量、开始使用时间，班班交接，使用72h后责任护士及时予以更换，确保用药效果。

（3）制订芬太尼透皮贴剂使用风险清单。护士遵循风险清单使用，并告知患者药物副作用及注意事项，确保患者掌握。清单还可对新护士以及轮岗护士起到指引作用，确保正确用药，保障患者安全。

【风险清单】

芬太尼透皮贴剂使用风险清单

风险点：呼吸抑制、皮肤发绀、针尖样瞳孔、心动过缓、嗜睡甚至昏迷、血压下降	
操作要点	完成情况
1. 建议使用部位为前胸、后背、上肢或大腿内侧	□是　□否
2. 选择清洁、干燥、无破损及少毛发的皮肤（用清水擦拭及抹干，不可用酒精）	□是　□否
3. 芬太尼透皮贴剂不能被刺穿或剪开	□是　□否
4. 芬太尼透皮贴剂镇痛的持续时间通常是72h	□是　□否
5. 体温≥38.5℃时，询问医生是否需要撕下透皮贴剂。使用芬太尼透皮贴剂期间指导患者及其家属使用部位避免接触热源（加热垫、电热毯、热水袋、烤灯、日照或长时间热水浴等），防止芬太尼出现热暴露导致血药浓度上升而出现不良反应	□是　□否

续表

6. 发现患者阿片类中毒症状时立即撕下透皮贴剂并通知医生，给予心电监护，开放静脉通路，遵医嘱给予纳洛酮解救	□是	□否
7. 不建议使用芬太尼透皮贴剂的患者与非使用患者共用床铺或有身体亲密接触，防止出现意外接触导致的中毒	□是	□否

九、胰岛素注射液使用风险清单实践

【案例】

王某某，男，79 岁，诊断："腔隙性脑梗死，高血压病 3 级，糖尿病"，于 11 月 3 日入院，给予皮下注射胰岛素控制血糖。11 月 4 日 12：10 午餐前患者需注射生物合成人胰岛素 10U。责任护士正在病房给 23 床患者进行输液治疗，该患者急着要吃饭，不停地催促护士为其注射，责任护士无法脱身。于是实习护生李某单独为该患者注射胰岛素。13：40 责任护士核对医嘱时，注意到患者睡前注射的是精蛋白生物合成人胰岛素，意识到 2 种胰岛素有混淆的可能，随即追问实习护生李某，发现她为患者注射的是精蛋白生物合成人胰岛素 10U，而不是午餐前的生物合成人胰岛素 10U。立即报告护士长、值班医生，观察患者有无不适，监测血糖。

【原因分析】

（1）责任护士让实习护生独自为患者注射餐前胰岛素，实习护生错将生物合成人胰岛素 10U 注射成精蛋白生物合成人胰岛素 10U。实习护生尚未取得护士执业证书，责任护士在带教中给了实习护生实践机会，但放松了带教要求，未做到"放手不放眼"，导致用药错误。

（2）护士对老年糖尿病患者用药安全没有足够的重视。胰岛素属于高风险药品，在糖尿病护理安全质量目标中，在予患者注射胰岛素前，要严格查对，确保胰岛素剂型、剂量及注射时间准确。

（3）在输注高风险药品时，没有按要求执行双人核对制度，也没有邀请患者参与治疗查对。

【防范措施】

（1）制订胰岛素注射液使用风险清单。清单归纳了该药物使用的注意事项（包括剂型和剂量）和风险点，简单明了，可指引临床护士正确用药。

（2）进一步规范实习护生带教制度，提高带教老师的带教质量，与学生多沟通，严格教学，将"放手不放眼"落到实处，严防不良事件的发生。

（3）组织科内学习糖尿病护理安全质量目标、高风险药物的管理及使用规范，严格按照制度进行护理操作，规范使用高风险药品。

（4）针对胰岛素品种繁多、品名相近的状况，印制各类新型胰岛素制剂彩图，注明起效时间、注射后进食时间、达峰值时间、开启后有效期等，张贴于护士站、治疗室，便于护士随时查阅，指导临床工作。

【风险清单】

胰岛素注射液使用风险清单

风险点：用药错误，低血糖致头昏、心慌、手抖，严重者出现抽搐、嗜睡、昏迷	
操作要点	完成情况
1. 符合用药指征，如糖尿病等	□是　　□否
2. 注射前询问患者进食情况，双人核对药品名称、剂量，可邀请患者参与核对，确保剂型（预混胰岛素需摇匀）、剂量准确	□是　　□否
3. 注射部位皮肤无红肿硬结，一针一换，部位轮换交替	□是　　□否
4. 指导患者进食时间、饮食种类、按时监测血糖	□是　　□否
5. 告知患者识别低血糖反应，出现头昏、心慌、手抖等症状时，立刻食用15g葡萄糖（方糖3～4颗或果汁150mL或50%葡萄糖溶液30mL）	□是　　□否

十、盐酸伊立替康注射液使用风险清单实践

【案例】

李某某，男，49岁，2月4日以直肠癌收入院，入院诊断：直肠癌术后、盆腔淋巴结转移、骨转移。查体：体温36.5℃，脉搏82次/min，呼吸19次/min，血压126/78mmHg，大小便正常，完善相关检查。于2月5日行伊立替康化疗，化疗前予以阿托品注射液0.25mg肌内注射，预防急性乙酰胆碱综合征发生。予以预防性止吐治疗，输注前护士予以饮食相关宣教，告知药物相关副作用，指导患者多饮水。输注过程顺利，患者未诉特殊不适。2月7日23：00，患者腹泻，患者家属知晓伊立替康有腹泻的副作用，认为是正常反应，所以未告知护士，也未给患者服用止泻药。2月8日早晨床边交班，患者家属诉患者昨日夜间腹泻数次，伴头晕、乏力及腹痛。查体：体温36.8℃，脉搏130次/min，呼吸17次/min，血压87/50mmHg，立即予以心电监护、查血电解质，遵医嘱予以口服盐酸洛哌丁胺4mg，双通路静脉补液，予以护胃、抗炎、静脉营养治疗。医嘱一级护理，告病重。2月10日，患者暂无腹泻，精神好转，生命体征正常。

【原因分析】

（1）护士宣教不充分。使用伊立替康的患者，最严重的并发症是迟发性腹泻，一定要告知患者和家属如何防范。除了饮食宣教，居家期间的自我观察也非常重要。

（2）患者及其家属未掌握伊立替康的风险点，未区分急性腹泻和迟发性腹泻，导致发生迟发性腹泻后未第一时间通知医生、护士，导致未及时得到治疗干预。

【防范措施】

（1）对于使用伊立替康的患者，护士要做好饮食、并发症的相关宣教，可以用发放饮食宣教清单的形式，指导患者掌握化疗期间进食的要求和注意事项。

（2）宣教时一定要告知患者迟发性腹泻和急性腹泻的区别，在院期间一旦发生迟发性腹泻要马上通知医生，并口服盐酸洛哌丁胺。指导患者掌握自我观察的方法，居家期间发生迟发性腹泻时立即口服盐酸洛哌丁胺 4mg，如未缓解，及时就医。

（3）针对伊立替康的饮食要求及副反应，制订相关风险清单。使用时遵循风险清单指导，对患者做好饮食以及迟发性腹泻的宣教。清单还可对临床低年资护士和轮转护士起到指引作用，降低伊立替康使用的风险。

【风险清单】

盐酸伊立替康注射液使用风险清单

风险点：使用伊立替康 24h 后发生迟发顽固性腹泻		
操作要点	完成情况	
1. 对使用伊立替康的患者行健康宣教：停用所有含乳糖、乙醇的食物和高渗性食物，停止进食果汁、乳制品、新鲜水果和蔬菜，宣教重点：用药 24h 后出现第一次稀便时立即告知医生	□是	□否
2. 开立盐酸洛哌丁胺备用	□是	□否
3. 本品静脉滴注时间为 30～90min	□是	□否
4. 使用伊立替康 24h 后出现腹泻或发热，及时告知医生，对症处理	□是	□否
5. 对于迟发性腹泻，予以口服盐酸洛哌丁胺治疗：首次 4mg，以后每 2h 服用 2mg，直至腹泻停止后继续用药 12h。连续用药不超过 48h	□是	□否
6. 腹部保暖，避免按摩，保持肛周清洁，观察记录大便情况	□是	□否

十一、化疗药物使用风险清单实践

【案例】

屈某，男，68 岁，因腿部软组织恶性肿瘤入院。11 月 1 日，遵医嘱行 0.9% 氯化钠溶液 500mL+ 异环磷酰胺 2g 静脉滴注，连续使用 3d。11 月 1 日中午，护士准备次日用药时发现异环磷酰胺无药，经查找核对后发现该患者当日异环磷酰胺用量为 4g。立即告知医生，暂停使用异环磷酰胺（已输注 200mL），静脉推注解毒剂美司钠。嘱患者多饮水，监测患者尿量、尿液颜色以及血象变化，有不适，及时告知医务人员。后 2d 按医嘱使用异环磷酰胺，这期间未诉发热和恶心、呕吐，尿量和尿液颜色正常，精神可。行血液检查，提示肝肾功能及血常规正常，后出院。

【原因分析】

11 月 1 日护士配制异环磷酰胺时未仔细核对药物用量，误将本该 2 日用的药物一并配制，配药前后也未请第二名护士进行核对，导致用药错误。药物过量，特别是化疗药物，对患者的影响很大，严重时可导致患者死亡。因此，护士在操作中应避免惯性思维，做到双人核对药物剂量，避免差错事故的发生。

【防范措施】

（1）制订化疗药物使用风险管理清单。内容涵盖医嘱审核、药物配制、药物使用三个阶段，以用药剂量、血管通路选择、用药速度、关注副反应四个核心点确保化疗药物的用药安全。

（2）培训与督查。清单制订后组织全体护士学习，并通过电脑端上传至教学 App，同时将清单打印粘贴到生物安全柜旁，方便护士随时查看。质控员不定期督查，督促护士按要求执行，并根据实际情况进行修订。

（3）关注重要节点。化疗药物的最大风险在于使用错误，因此需在开立医嘱、配制药品、输注药品的关键节点进行双人核对，包括医嘱、药品名称、剂量、用法、溶媒、患者信息等。

（4）关注副反应：护理人员要及时观察穿刺点情况、药品副反应等，对可能出现的和患者需要注意的情况进行宣教，防患于未然。

【风险清单】

化疗药物使用风险管理清单

风险点：化疗药物用药错误；外渗致组织坏死、溃烂		
操作要点	完成情况	
1. 医生开立化疗医嘱后，医生核对签字，两名护士核对医嘱，打印输液卡及瓶贴，核对无误后双方签字	□是	□否
2. 配药前双人核对药物名称、剂量、溶媒、用法等，配药后双方再次确认并签字。（需要核算剂量时双人分别核算，清楚无误后方可配制）	□是	□否
3. 床头挂"高风险药物正在输注"标识	□是	□否
4. 输注前 PDA 扫码核对，并在输液卡上签字	□是	□否
5. 确认静脉通路完好：中心静脉导管，确认回血正常；留置针，确认穿刺部位无肿胀、回血正常	□是	□否
6. 使用输液泵控制滴数	□是	□否
7. 用药期间每 30min 巡视 1 次，询问患者有无恶心、呕吐、心慌、气促、穿刺点疼痛等，如发现异常，报告医生，及时处理	□是	□否
8. 做好护理记录	□是	□否

十二、人工气道非计划拔管风险清单实践

【案例】

朱某，男，重症肺炎，4 月 27 日右肺叶切除术后，于监护室使用呼吸机辅助通气，

未使用镇静镇痛药物。患者躁动，带管不耐受，人机对抗，告知医生，予以保护性约束，约束带系在床栏上面。4月28日08：10晨会交接班，管床护士暂时离开，患者自行拔除气管插管，护士立即通知值班医生，给予面罩给氧，测SpO_2为99%，生命体征平稳，未进行二次插管，随后转入普通病房继续治疗。

【原因分析】

（1）发生时段为医护交接班的空档期，管床护士不在患者床边。

（2）患者对气管插管不耐受，没有行合理的镇静镇痛。

（3）约束方式不合理：单纯使用约束带系在床栏上面。

（4）管床护士对风险评估不够，离开患者床边之前未评估患者是否有非计划拔管的倾向。

（5）没有每日评估导管留置的必要性。

【防范措施】

（1）按要求进行评估。每日评估导管留置的必要性，对符合拔管指征的患者及时拔管。管床护士离开患者床边前应进行风险评估，如有非计划拔管倾向，及时采取措施。

（2）对气管插管不耐受的患者按目标进行镇静镇痛。

（3）有效约束。对有拔管倾向的患者使用球拍式约束，约束带系于床栏下面。

【风险清单】

科室根据该案例制订人工气道非计划拔管风险清单，清单涵盖风险评估、约束、宣教等方面，避免非计划拔管的发生。

人工气道非计划拔管风险清单

风险点：人工气道非计划拔管致患者呼吸抑制		
操作要点	完成情况	
1. 风险评估 (1)建立《管道滑脱评估单》，并规范评估和管理，高风险患者床头挂"防脱管"标识 (2)每日与医生一起床边评估导管留置的必要性，尽早拔管 (3)每周评估2次	□是	□否
2. 风险防范 (1)每日评估导管置入深度、二次固定的牢固性，每班交接非计划拔管高风险患者 (2)采用躁动－镇静（Richmond Agitation and Sedation Scale,RASS）量表评估患者行为，评分为 –2～1 分时，采用球拍、约束袋等约束工具进行肢体约束；评分≥2分时，加用肩带、床单、约束衣、约束背心等进行躯体约束 (3)约束前签订《患者保护性约束知情同意书》	□是	□否
3. 导管固定 (1)使用寸带固定气管导管，松紧以1指为宜 (2)固定呼吸管路，让患者做头部活动，未出现人工气道被牵拉	□是	□否

4. 维护要点 （1）更换固定寸带时，务必一只手固定气管导管，避免自行脱出或者患者意外拔管 （2）约束过程中，每2h评估约束带是否完好、有无松脱，观察约束部位皮肤颜色、肢体末梢循环	□是	□否
5. 健康教育 （1）告知患者及其家属防脱管的重要性 （2）有脱管风险时，立即告知医务人员	□是	□否
6. 信息上报：因各种原因发生非计划拔管，及时上报不良事件	□是	□否

十三、女性患者留置导尿操作风险清单实践

【案例】

张某某，女，42岁，4月28日因双侧股骨头缺血性坏死入院。拟5月5日行右髋关节置换术。护士术前宣教告知患者手术当日清晨导尿前，勿自行解小便。患者于5月5日07：30自行解小便1次。07：40护士进行导尿，导尿管插入后，无尿液引出，患者未诉不适。07：50手术室工作人员接患者至手术室，责任护士告知手术室护士导尿无尿液流出，请协助观察处置。手术室护士再次确认后发现导尿管误插入阴道，重新置管，导尿过程通畅，有尿液引出。

【原因分析】

（1）患者依从性差。本案例中，护士术前宣教已告知清晨导尿前勿自行解小便，患者依从性差，导尿前排空了膀胱，护士无法通过尿液引出这个方法判断导尿管是否留置在尿道内。

（2）年轻护士经验不足，未正确掌握解剖知识，插管后未进行确认。

【防范措施】

（1）落实健康宣教。该案例的发生警示护士应注重健康宣教及其效果，对依从性差的患者再次提醒，并通过反问的方式判断患者是否掌握。

（2）组织培训。组织护士进行留置导尿操作的培训，重点是女性会阴解剖生理知识以及判断导尿成功的方法。

（3）制订女性患者留置导尿操作风险清单。护士进行导尿操作时，严格遵循风险清单，落实相关健康宣教，确保患者掌握。清单还可对新护士以及轮岗护士起培训指导作用，保障患者安全。

【风险清单】

女性患者留置导尿操作风险清单

风险点：导尿管误插入阴道		
操作要点	完成情况	
1. 操作前尽量让患者不要排空小便	□是	□否
2. 操作者若不能准确确认尿道口位置，需请其他医务人员确认后插入	□是	□否
3. 置入导尿管后，向气囊内注入生理盐水，轻拉导尿管，一段时间后会遇阻力，而不是马上就有阻力（气囊内生理盐水注入量根据说明书要求）	□是	□否
4. 观察尿液的量，如未见尿液或引流量少于30mL，可尝试改变体位，仍无尿，则需检查导尿管是否在膀胱内	□是	□否
5. 可以通过导尿管注入无菌生理盐水，如果在膀胱，则推注通畅；如在阴道，则会溢出	□是	□否
6. 若存在误插，更换导尿管并重新插入	□是	□否

十四、Morse 分值 ≥ 45 分患者跌倒防范风险清单实践

【案例】

丁某某，男，65岁，因肺癌入院，入院时跌倒评分为30分，常规行防跌倒、坠床宣教。2022年9月12日行化疗，化疗后食欲差，自觉乏力。9月15日20：39，患者单独如厕，上完厕所起身时不慎跌倒，头部受到撞击。护士听到病房声音，立即赶至病房，检查患者受伤部位，额部可见不规则3cm×2cm挫裂伤，患者呼之能应、语言表述清楚、四肢活动无障碍，协助患者卧床休息并通知值班医生查看患者，测量生命体征（血压98/72mmHg，脉搏102次/min，呼吸20次/min），血糖8.2mmol/L。值班医生查看患者头部伤口，给予消毒后立即请急诊创伤外科会诊后对其头部伤口缝合，纱布加压包扎，间断冰敷消肿，并急查头颅CT，CT提示未见其他异常，告知家属24h留陪。7d后患者康复出院。

【原因分析】

（1）护士未动态评估患者。患者化疗后食欲差、乏力。在病情发生变化后，护士没有对这类跌倒、坠床高危患者再次评估。

（2）患者防跌倒、坠床意识不强。患者自觉乏力，没有防跌倒、坠床的意识，上厕所没有让家属陪伴。

（3）患者如厕时未使用坐便椅。

（4）护士健康宣教不足。护士虽然在患者入院时常规进行了防跌倒、坠床宣教，但是患者没有落实渐进下床法。

【防范措施】

（1）护士需密切观察患者病情变化，当患者出现乏力等病情变化时，护士需动态、及时、正确评估各项风险，具备风险预见性。

（2）护士反复对患者进行健康宣教，让患者认识到预防跌倒、坠床的重要性。交接班时护士询问患者是否掌握预防跌倒、坠床的方法，并关注患者是否落实渐进下床法、是否使用支撑物和坐便椅等，强化预防意识。

【风险清单】

Morse 分值 ≥ 45 分患者跌倒防范风险清单

风险点：患者住院期间跌倒		
操作要点	完成情况	
1. 动态评估，24h 留陪	□是	□否
2. 患者及其家属知晓渐进下床法（醒、坐、站各 30 s）	□是	□否
3. 患者活动或不适时全程使用支撑物	□是	□否
4. 患者正确使用坐便椅	□是	□否

十五、医务人员锐器伤风险清单实践

【案例】

2023 年 10 月 22 日上午 10：40，刚上班 3 个月的护士小曾巡视病房时发现 5 床患者输液速度很慢，而且输液部位有"鼓包"，判断发生了药物外渗。为了避免加重患者痛苦和不适，小曾没去推治疗车而是选择直接为患者停止输液并拔出了针头。由于没带治疗盘和锐器盒，小曾拿着拔下的头皮针准备插入输液软袋瓶塞时被拿着行李的患者家属撞了一下，小曾喊了一声"哎哟，不好"，针头插到了小曾的手上，立马就出血了。小曾慌得不知道怎么处理，还是护士长发现后带小曾回护士站处理。

【原因分析】

（1）护士违反操作规程。引起锐器伤的主要锐器是注射针头、缝合针、手术刀，锐器伤通常发生在处置使用后的锐器、配药掰安瓿、手术过程中医护间传递锐器等环节。医疗废物处理时要求各类穿刺针用后不可故意弯曲、折断、分离注射器针头。严禁针头回套针帽、徒手分离和二次分拣使用后的注射器和针头。

（2）护士风险防范意识不强，低年资护士经验不足，对引发锐器伤的危险因素及发生锐器伤的严重性认知和评估不够。

（3）管理者对锐器伤的安全防护意识不够或未对护士进行锐器伤的安全防护教育，未制订预防锐器伤的流程和应急预案。人力资源安排不合理，在繁忙时间段人力资源不足，使护士没时间去推治疗车。

（4）医院未准备静脉无针系统。

【防范措施】

（1）制订医务人员锐器伤风险清单。锐器伤是医护人员面临的最严重的职业性危险因素之一，而规范操作行为是减少锐器伤的重要环节。清单针对发生锐器伤的主要原因拟定操作要点，护理人员在操作过程中严格执行，避免锐器伤的发生。

（2）新入职护士及实习护士为锐器伤的高发人群，主要与其缺乏职业暴露自我防护意识、对锐器伤认识不足以及护理操作不规范有关。管理部门应定期组织开展预防锐器伤相关知识及技能培训，尤其注重新入职护士、实习护士的带教工作，规范静脉输液、各种注射法等操作规程，帮助其树立所有使用过的锐器应直接扔进锐器盒的观念，营造安全的医院文化。

（3）规范常用治疗车等用具的摆放，方便护士使用。

【风险清单】

医务人员锐器伤风险清单

风险点：医务人员进行有创或侵入性操作时发生锐器伤		
操作要点	完成情况	
1. 进行所有有创操作时均应携带锐器盒，杜绝二次分拣	□是	□否
2. 根据锐器的大小选择合适的锐器盒，一般操作推荐型号 4～8L 锐器盒。特殊大型锐器，使用25L 锐器盒	□是	□否
3. 锐器盒放置在治疗车上端近操作侧，固定牢固，满 3/4 时封闭	□是	□否
4. 静脉拔针时撕掉所有敷贴，左手固定穿刺处，右手捏头皮针针柄拔针；输液港拔针时左手固定底座，右手握两侧蝶翼垂直拔针	□是	□否
5. 分离头皮针后丢入锐器盒中，禁止将锐器暴露在锐器盒外	□是	□否
6. 接触血液、体液、人体组织的针头禁止回套针帽，禁止将头皮针插入输液软袋中	□是	□否
7. 发生锐器伤后的处理：一挤二冲三消四上报	□是	□否

十六、皮下注射抗凝剂风险清单实践

【案例】

李某某，68 岁，因活动后气短 2d、晕厥 1h 入院。有高血压病史，入院前 1 个月右下肢外伤。入院后完善相关检查，生命体征正常，双下肢血管超声示左腘静脉、右胫后静脉其中一条血栓形成。医嘱予皮下注射依诺肝素钠 4000IU，每 12h 1 次。5d 后患者腹部皮下注射依诺肝素钠处出现 3cm×4cm 瘀斑，局部使用水胶体敷料，更换注射部位。7d 后，瘀斑逐渐消散。

【原因分析】

（1）皮下注射抗凝剂时未轮换注射部位。反复在同一部位注射抗凝剂时，可由于局部药液浓度过高引起出血及疼痛等不适，应采取不同注射部位间轮换或同一注射部位区域内轮换的方法来避免以上不良反应。

（2）注射前排气。抗凝剂注射前排气容易引起针尖处药液残留，由于其特殊的药理作用，有诱发或加重皮下出血的可能。

（3）药液注入肌肉层。注射后瘀斑发生与药液注入肌肉层直接相关。

（4）药液注入过快。临床工作繁忙，护士为节省时间，在皮下注射时有推注过快的现象，可诱发局部出血的发生。

（5）健康宣教不到位。护士操作后未行宣教或宣教不到位，患者家属在患者穿刺局部热敷、按揉可引起局部出血。

【防范措施】

（1）皮下注射抗凝剂时常规轮换注射部位。制订皮下注射抗凝剂轮换计划，可使用腹壁皮下注射定位卡，按数字顺序合理轮换注射部位。

（2）注射前不抽回血、不排气。使用预灌式抗凝剂，无须排气，气泡在上，避免针尖处残留药液。

（3）避免针头刺入肌肉层。在注射时提起局部皮肤，使之形成一皱褶，且在注射全过程中保持皮肤皱褶，针头垂直进入皮下组织，避免进入肌肉层。

（4）缓慢匀速推注药液，推注时间为10s，停留10s。

（5）落实健康宣教。告知患者及其家属，注射部位不能热敷、理疗，不要用力揉搓、按摩局部皮肤，有瘀点、瘀斑、出血症状时及时告知医务人员处理。

【风险清单】

皮下注射抗凝剂操作风险清单

风险点：出血、局部瘀斑硬结		
操作要点	完成情况	
1. 核对：确保患者和注射剂量准确，使用剂量不足一支时先排出多余药液	□是	□否
2. 注射部位及体位 （1）注射部位选择：首选腹部，以脐周为中心的上下5cm、左右10cm的范围（避开脐周2cm以内）。其他部位：双侧大腿前外侧上1/3，双侧臀部外上侧，双侧上臂外侧中1/3 （2）注射部位轮换：以肚脐为圆心分4个象限，周一至周日依次在对应的第一至第四象限注射，2次注射点间距＞2cm （3）注射体位：腹部注射时，患者宜取屈膝仰卧位，嘱患者放松腹部	□是	□否

续表

3.注射方法 （1）0.5% 碘附螺旋式消毒 2 遍，范围 ≥ 5cm，自然待干 （2）左手食指、拇指以 5 ～ 6cm 距离，提捏起皮肤，使其呈一皱褶，皱褶高度 > 1.2cm，右手以执笔式在皱褶最高点垂直进针 （3）不排气、不回抽回血，注射前针尖朝下，将针筒内空气轻弹至药液上方 （4）左手全程保持捏皮姿势，右手缓慢匀速推注药液，推注时间为 10s，停留 10s	□是　　　□否
4.拔针 （1）注射完毕，快速拔针，拔针后无须按压 （2）如有穿刺处出血或渗液，以穿刺点为中心，垂直向下按压 3 ～ 5min	□是　　　□否
5.宣教 （1）自我监测大小便的颜色、皮肤黏膜瘀斑、牙龈出血、尿血倾向等，如有异常，及时告知医护人员 （2）用药期间使用软毛牙刷，防止碰撞和跌倒 （3）注射部位禁止热敷、理疗	□是　　　□否

十七、除颤仪操作与日常保养维护风险清单实践

【案例】

张某某，女，68 岁，入院诊断：急性冠脉综合征。既往史：高血压病史 10 年，糖尿病病史 4 年，冠状动脉支架术后 14 年。患者入院护理评估：自理能力评估，60 分；跌倒风险评估，45 分；营养评估，14 分；疼痛评估，0 分。护士进行除颤仪检测时，除颤仪在患者床边，并且体表除颤电极片仍与患者连接，仪器处于关机备用状态。护士在检测过程中执行"将导联旋转为 PADDLE，将电极板置于手上查看 QRS 波"，当检测做到"同时按下左右手柄上的放电键"这一步骤时发现无法完成放电，护士按压除颤仪面板上的"放电"按键进行了放电，导致 2J 低电流电击患者，患者受到惊吓，家属情绪激动。通知医生，安抚患者及其家属。查体：心率 96 次 /min，呼吸 20 次 /min，血压 159/80mmHg。行床旁心电图，显示窦性心律，律齐。与患者及其家属再次沟通，取得了家属谅解，患者康复后出院。

【原因分析】

（1）无警示标识（备用状态）。

（2）未按除颤仪检测流程进行操作。

（3）除颤仪自检操作位置不合理，除颤仪自检不应在患者床边进行。

【防范措施】

（1）科室再次组织全体护士进行除颤仪各部位连接、检测方法、流程和注意事项的培训和考核。

（2）除颤仪上用醒目标识提示设备目前的状态。

（3）设置除颤仪自检区域，此区域应远离患者及工作人员。

【风险清单】

1. 除颤仪操作风险清单

操作要点	完成情况	
1. 检查机器完好，开机	□是	□否
2. 选择合适的除颤方式、能量，电极板涂抹导电糊，充电	□是	□否
3. 电极板放置于正确位置，确认与患者连接良好，按下电极板上的"放电"或"除颤"按键	□是	□否
4. 使用完毕后，关闭除颤仪电源开关，然后断开电源连接	□是	□否
5. 除颤器清洁后还原到定点位置，接交流电源	□是	□否

2. 除颤仪日常保养与维护风险清单

操作要点		完成情况	
设备外观	1. 外观整洁、无缺陷	□是	□否
	2. 旋钮、按键、开关无松动或破损	□是	□否
	3. 附件无短缺	□是	□否
	4. 电极板金属表面无氧化	□是	□否
	5. 导联线、电极板连接正常	□是	□否
	6. 记录纸充足	□是	□否
安全	1. 电源线完好	□是	□否
	2. 导联线、电极板完好	□是	□否
	3. 实时充电，保持电池电量充足	□是	□否
	4. 在专区进行自检，远离患者及工作人员	□是	□否
性能	1. 每日一次开机自检，做好记录或打印粘贴测试结果	□是	□否
	2. 每周至少一次充放电检测，打印粘贴测试结果	□是	□否
	3. 记录仪、指示灯、显示器、电池电量正常	□是	□否
	4. 实时时钟准确	□是	□否
	5. 报警设置正常	□是	□否
清洁	使用后清洁连接附件和设备表面	□是	□否

十八、转运设备使用风险清单实践

【案例】

李某，女，47岁，主要诊断：慢性肾衰竭，休克，贫血，多浆膜腔积液，低蛋白血症，多器官功能衰竭。09：20护士遵医嘱转运患者去血液净化室行连续性肾脏替代治疗，心率130次/min，呼吸24次/min，血压86/59mmHg，血氧饱和度93%。转运途中，心电监护仪黑屏，到达血液净化室时，患者意识淡漠，呼叫无反应，立即实施抢救。

【原因分析】

（1）转运前护士评估患者病情不全面。该患者病情危重，在转运前医务人员对其病情评估不全面，对转运途中可能出现的病情变化预见性不够。

（2）转运前未评估设备是否适合转运。转运途中心电监护仪出现黑屏，说明在转运前护士未评估设备状态或评估不全面，导致未能呈现患者生命体征。

（3）仪器设备日常维护保养落实不到位。科室未常规做好仪器设备的日常维护保养，致使转运途中出现故障，出现了转运风险。

【防范措施】

（1）危重患者转运前应由医护共同评估转运风险，提前预判，做好相应的准备。

（2）完善转运设备管理。该案例的发生警示护士在临床工作中对仪器设备的管理存在疏忽，应按规定进行日常维护保养，保证急救、生命支持类设备处于备用状态。

（3）提高医护人员的应急能力。组织全科医务人员学习应急处置知识，进行危重患者转运应急演练，提高应急救治能力。

【风险清单】

转运设备使用风险清单

操作要点	完成情况	
1. 各病区设定转运设备种类及数量，定位放置，标识清楚	□是	□否
2. 设备管理员每 3 个月检查 1 次病区所有设备功能及待机时长，功能完好的贴"完好"标识，待机时长＞1 小时的贴"转运设备"标识	□是	□否
3. 优先使用非转运设备，转运时须使用转运设备	□是	□否
4. 在病区内使用设备时须连接交流电源	□是	□否

十九、呼吸机日常维护保养与故障风险清单实践

【案例】

10 月 15 日，李某因声音嘶哑、吞咽困难入院。初步诊断：吉兰 – 巴雷综合征可能。入院后，改善脑循环，给予甲钴胺片、维生素 B_1 等治疗。10 月 19 日 03：30，李某称胸闷不适，呼吸音粗，立即予气道清理。04：05 行气管插管，呼吸机辅助机械通气，多巴胺静脉滴注。06：20 呼吸机突然出现尖锐的漏气声，并出现压力低的报警。护士立刻断开呼吸机与人工气道的连接，改用人工辅助呼吸。随后另外一名护士启用备用呼吸机，患者生命体征平稳，未对患者造成伤害。

【原因分析】

呼吸机日常维护保养落实不到位。

【防范措施】

科室日常对设备进行维护与保养。呼吸机是医院常规的医疗急救设备，使用频率极高，关乎患者的生命安全。使用呼吸机的科室应按要求做好日常的维护保养，包括自检、清洁消毒等。

【风险清单】

1. 呼吸机日常保养与维护风险清单

操作要点：		完成情况	
设备外观	1. 外观整洁、无缺陷	□是	□否
	2. 旋钮、按键、开关无松动或破损	□是	□否
	3. 附件无短缺	□是	□否
	4. 无杂物遮挡出入风口	□是	□否
安全	1. 电源线完好	□是	□否
	2. 呼吸回路、湿化器清洗消毒并在有效期内	□是	□否
	3. 机械连接部件无松动、脱落、破裂	□是	□否
性能	1. 常规自检通过	□是	□否
	2. 呼吸回路正常	□是	□否
	3. 报警设置正常	□是	□否
清洁	使用后清洁设备表面及附件	□是	□否

2. 呼吸机故障风险清单

操作要点	完成情况	
1. 使用前调节好呼吸机参数	□是	□否
2. 动态观察呼吸机监测参数：呼吸机频率、潮气量、气道峰压等	□是	□否
3. 每班评估气管插管深度、气囊压力，听诊双肺呼吸音，观察胸廓有无起伏、腹部有无胀气	□是	□否
4. 识别：患者突然出现烦躁或 SpO_2 进行性下降、呼吸机报警	□是	□否
5. 紧急处理 （1）呼吸机出现故障，立即断开呼吸机与气管导管的连接 （2）通知医生，连接简易呼吸器，进行辅助通气 （3）观察病情及生命体征变化，必要时复查血气分析，遵医嘱落实抢救措施 （4）及时用其他呼吸机替代。根据患者的病情调节参数，接模肺，待运行正常后连接患者	□是	□否
6. 查看故障的原因，不能排除的挂"待修"标识并及时送修	□是	□否
7. 做好交接班，完善护理记录。分析故障原因，上报不良事件	□是	□否

二十、氧疗患者风险管理清单实践

【案例】

王某，男，68岁，因慢性阻塞性肺疾病住院，呼吸急促，意识清楚，半卧位休息，持续低流量鼻导管吸氧。患者趁家属及医护人员不在病房，靠在床头边吸烟边吸氧，引燃了插入鼻腔的氧气管，导致脸部烧伤。

【原因分析】

（1）直接原因是患者在吸氧时无视安全隐患偷偷吸烟。医用氧属于强氧化性的助燃气体。助燃气体是自身不能燃烧，但是能为燃烧提供条件的气体，遇到明火会发生爆燃。设备带及氧气瓶周围严禁抽烟或任何出现明火的活动。

（2）患者对病房内吸烟的危害性认识不足，未接受相应安全宣教。

（3）同病房的其他患者和家属未及时制止当事人的违规行为。

（4）病房内虽有"四防"警示标识，但禁烟警示标识设置不明显，禁烟标识设在病区走廊，未起到警示作用。

（5）医护人员对患者及其家属的评估不到位，未将高风险人群筛选出来重点管理和宣教。

【防范措施】

（1）对住院患者在办理住院手续时就开始进行禁烟宣教，宣讲烟草的危害，帮助吸烟的患者或家属戒除烟草，或者至少使其认识到烟草不利于身体健康。重点宣教和时刻提醒吸烟者禁止在病区范围内吸烟，医院设立吸烟区。

（2）护士执行吸氧操作时再次宣教用氧安全、"四防"等相关健康教育内容，可将用氧安全事件制作成手册或视频，供患者及其家属学习。

（3）护士评估时将需要氧疗患者中的"老烟民"筛选出来，列入用氧安全管理重点人群，高度关注。

（4）在病房明显之处补设禁烟警示标识，尤其是设备带上每个中心吸氧装置附近贴有醒目的"用氧安全"警告标识。

（5）与管床医生、同病房病友、患者家属、病房护工、保洁员等，共同结成"攻守同盟"，监督其违规吸烟行为，结成一道用氧安全防线。

【风险清单】

1.氧疗患者安全管理风险清单

风险点：明火或易燃物在病房高氧环境中导致火灾、患者氧中毒等并发症		
操作要点	完成情况	
1.宣教：入院时行病房安全及禁烟宣教；吸氧时强调"四防"卡及"用氧安全"警示内容，包括勿自行拆装吸氧装置及调节氧流量；病区内视频或海报宣传用氧安全事件，进行警示	□是	□否
2.设备管理：定期检查氧气压力表压力，确保 ≥ 0.2MPa；患者吸氧时检查吸氧装置有无泄漏等现象；停止吸氧时，及时拆除吸氧装置	□是	□否

3. 评估：完成吸烟患者对香烟的依赖性评估，对中、重度患者进行重点关注，告知危害性，并与家属共同完成监督工作	□是	□否
4. 巡视：加强重点患者的巡视，发现危险因素（吸烟、点明火、点蚊香、使用大功率电器等行为）时，及时处理并交接班关注	□是	□否
5. 标识："四防"卡、"用氧安全"等安全警示标识粘贴在病房醒目位置	□是	□否
6. 监测：用氧患者血氧饱和度	□是	□否

2. 氧疗患者宣教风险清单

宣教要点	完成情况	
1. 误吸：指导患者变换体位时避免牵拉吸氧管，下床活动前分离鼻导管，避免湿化瓶过度倾斜或倒置，继而发生误吸	□是	□否
2. 误伤：避免私自将病床移动到中心供氧装置下方，发现氧气装置固定不牢固或有松动时，及时告知护士	□是	□否
3. 鼻黏膜或肺组织损伤：告知患者及其家属不可自行调节氧流量，避免因气流突然增大而损伤鼻黏膜或肺部组织	□是	□否
4. 无效吸氧：勿将吸氧管扭曲或自行停止吸氧，发现吸氧装置连接不紧密、有漏气或鼻塞移位等情况时，及时告知护士	□是	□否
5. 防火：使用氧气时不要吸烟，做好"四防"（防震、防火、防热、防油）	□是	□否

二十一、多重耐药菌感染病房诊疗护理操作风险清单实践

【案例】

张某，男，75岁，因发现肺癌、前列腺癌3个月余入院。入院时意识模糊、咳嗽咳痰、左侧肢体偏瘫，生命体征正常。肺部CT提示双肺纹理增多，可见片状密度增高影。痰培养提示多重耐药菌感染。C反应蛋白增高。遵医嘱给予抗感染治疗，行接触隔离。10d后复查痰培养，未见细菌感染。

【原因分析】

（1）多重耐药菌感染的原因包括未做好手卫生、过度或长期应用抗菌药物、社区获得、环境携带等，该患者入院后即检出多重耐药菌感染，可能为社区获得性感染。

（2）多重耐药菌感染的危险因素：①危重患者、入住ICU患者、老年患者；②既往多次或长期住院史；③近3个月内接受过抗菌药物治疗；④接受中心静脉插管、机械通气、泌尿道插管或侵袭性操作；⑤免疫功能低下，长期使用免疫抑制剂及接受放射治疗、化学治疗的肿瘤患者。该患者年龄大，且为肿瘤患者，免疫力低下，是多重耐药菌感染的高发人群。

【防范措施】

多重耐药菌感染是全球卫生系统一大负担，给临床治疗和医院感染控制带来了严峻挑战。落实防控措施对有效控制多重耐药菌的传播和感染具有非常重要的意义。

（1）组织培训。对临床医务人员进行多重耐药菌防控知识的培训，提升防控意识。

（2）手卫生。正确执行手卫生可减少手部微生物污染，是预防和控制多重耐药菌传播和感染最基础、最有效、最经济的策略。

（3）落实接触隔离。在诊疗护理过程中，多重耐药菌感染的患者需要在标准预防的基础上实施接触隔离，如单间隔离、诊疗用品专人专用、操作时穿隔离衣和戴手套、每日进行环境清洁消毒等。

【风险清单】

多重耐药菌感染病房诊疗护理操作风险清单

风险点：感染及传播病原菌		
操作要点	完成情况	
1. 接收危急值报告多重耐药或新收、转入多重耐药患者时通知医生，并告知所有医务人员	□是	□否
2. 医生开立接触隔离医嘱并协调单间隔离	□是	□否
3. 护士落实防护措施〔单间隔离、防护标识（床尾、病历夹）、准备医疗垃圾袋/桶、去掉生活垃圾桶、快速手消〕并记录	□是	□否
4. 所有的诊疗器械及物品（听诊器、血压计、治疗盘、体温计、输液架）专用	□是	□否
5. 病房置输液架挂隔离衣，进行诊疗护理时穿隔离衣，隔离衣每日更换	□是	□否
6. 听诊器、血压计、输液架等高频接触的物品表面按《高频接触物品清洁消毒操作清单》每日用 500mg/L 含氯消毒剂擦拭消毒 2 次，有明显污染时随时消毒。治疗盘、体温计等可浸泡的高频接触的物品每日用 500mg/L 含氯消毒剂浸泡 1 次	□是	□否
7. 对于监护仪、微量泵、吸氧装置，每日用 500mg/L 含氯消毒剂擦拭仪器表面	□是	□否
8. 接触患者前、操作前、接触患者后、接触患者周围物品后行手卫生。接触患者血液及体液后用流动水洗手	□是	□否
9. 不同病种患者之间进行诊疗护理操作时应更换个人防护用品	□是	□否
10. 床单位每日用专用抹布消毒擦拭 2 次，及时清理垃圾用双层黄色袋包扎并标识	□是	□否
11. 开立检查申请单时需注明"多重耐药菌感染，请注意防护"	□是	□否
12. 行床边 CT、彩超、X 线检查等后，用 500mg/L 含氯消毒剂擦拭仪器表面	□是	□否
13. 转科时医生在病历上记录并告知接收科医生，护士在护理记录单上记录并电话告知接收科护士做好防护准备	□是	□否
14. 患者出院或死亡后进行终末消毒，污染的患服、被服、床帘等用双层橘色塑料袋床边打包，并标识；患者使用过的一般医疗器械及周围环境均按上述消毒方法处理后备用；床单位连同床垫消毒备用	□是	□否

二十二、血管导管相关感染预防与控制风险清单实践

【案例】

王某某，男，40岁，2022年6月5日入院，入院诊断：肠梗阻。查体：体温36.8℃，脉搏72次/min，呼吸20次/min，血压130/88mmHg。患者因肠梗阻需要禁食禁水，医嘱予以CVC置管。6月6日在麻醉科行右侧颈内静脉置管术。6月12日护士行床边CVC导管维护一次，穿刺点无红肿、渗血。6月14日患者发热，体温最高达38.9℃，血培养后行退热处理并完善甲流等筛查。6月15日患者寒战，体温最高达40.5℃，再次行血培养。6月14日血培养示阴性菌生长，请感染科会诊，拔除右侧颈内静脉导管，并行导管尖端培养。6月16日危急值提示血培养革兰阴性杆菌阳性，考虑植入物感染可能。6月17日危急值提示血培养鉴定为多重耐药菌产气克雷伯菌。6月18日患者无发热，导管尖端培养提示多重耐药菌产气克雷伯菌。6月23日患者仍有呕吐，复查血培养。6月30日患者血培养细菌未检出。7月1日患者好转出院。

【原因分析】

（1）血管导管污染有多种途径，包括置管部位皮肤病原体进入导管通道、操作导管接口时发生管腔内污染等。导致血管导管相关血流感染的因素很多，包括患者因素、操作者因素、设备因素等。我们应从置管的过程、导管维护及导管使用多方面着手，采取措施，减少导管相关血流感染的发生。

（2）护士在消毒导管接头时消毒时间及力度不够。

（3）护士维护时未落实无菌操作。

【防范措施】

（1）针对置管、维护及导管使用关键环节制订血管导管置管及维护操作风险清单。临床医护人员遵循清单进行相关操作。管理者也可以以清单为指引进行督查，保证各项措施落实到位，以减少血管导管相关血流感染的发生率。

（2）对护士加强中心静脉导管维护以及冲封管操作的培训，同时对患者做好健康教育和指导，使其充分认识保护导管的重要性。

【风险清单】

1. 血管导管（PICC、CVC、PORT）置管操作风险清单

风险点：置管过程中各种原因导致的血管导管相关血流感染	
操作要点	完成情况
1. 穿刺部位：PICC首选肘上贵要静脉；CVC首选锁骨下静脉（儿童宜选颈内静脉），血液透析导管宜选择右颈内静脉，不宜选择股静脉。避开静脉瓣、瘢痕处、炎症处、硬结处、破损皮肤、创伤部位及受损血管等	□是　　□否

2. 医嘱开立：导管置入时需根据导管类型开立临时置管医嘱。同一患者留置 2 根血管内导管时需开立 2 根导管置入医嘱，并备注具体留置部位	□是	□否
3. 导管选择：满足病情和诊疗需要的管径细、管腔少的静脉导管，尽可能减少输液附加装置	□是	□否
4. 无菌屏障：建立最大无菌屏障，操作者进行手卫生后戴医用外科口罩、工作圆帽、无菌手套，穿无菌手术衣，无菌单覆盖患者全身；辅助人员戴医用外科口罩、工作圆帽，做手卫生。超声探头应使用一次性无菌保护套及具有消毒功能的耦合剂	□是	□否
5. 皮肤消毒：以穿刺点为中心擦拭消毒皮肤，直径 ≥ 20cm。至少消毒 2 遍或遵循消毒剂使用说明书。待消毒液自然干燥，方可穿刺	□是	□否
6. 导管固定：宜选用无菌透明、透气性好的敷料。对高热、出汗、穿刺点出血、渗出、皮肤病变或损伤等患者宜选用纱布类敷料或功能性敷料，以穿刺点为中心覆盖穿刺部位。无张力固定，敷料外标注穿刺日期，对于 CVC 推荐使用无缝线导管固定装置	□是	□否
7. 紧急置管：若不能遵循有效的无菌原则，应当在 2d 内尽快拔出导管，病情需要时更换穿刺部位，重新置管	□是	□否
8. 健康宣教 （1）告知患者置管后如何沐浴、功能锻炼及负重要求 （2）穿刺部位渗血、渗液及敷料出现卷边、松动、潮湿、污染、完整性受损时，应及时更换 （3）告知患者带管期间导管维护时间	□是	□否

2. 血管导管（PICC、CVC、PORT）使用与维护操作风险清单

风险点：导管使用过程中各种原因导致的血管导管相关血流感染		
操作要点	完成情况	
1. 医嘱开立：导管留置期间根据导管类型开立嘱托长嘱：中心静脉导管护理（PICC/CVC/PORT），血液透析导管需注明血液透析用	□是	□否
2. 阳性体征：关注患者主诉，每日评估穿刺点周围皮肤有无感染征象，导管固定情况、导管功能和留置的必要性，以及全身有无感染征象。有异常时及时处理并在护理记录单中记录	□是	□否
3. 消毒接头 （1）宜选酒精棉片 （2）用力擦拭消毒输液接头的横截面及外周至少 15s，或参照产品说明书 （3）消毒液自然干燥后方可连接	□是	□否
4. 更换接头 （1）至少 7 天更换 1 次 （2）接头内有血液残留、疑似污染、完整性受损或取下后，应立即更换	□是	□否

5. 更换装置 （1）输注全血、成分血的输血器每 4h 更换 1 次 （2）输注特殊药物（丙泊酚、脂肪乳等）时应每 12h 更换输液装置或根据产品说明书要求更换 （3）输液 24h 或停止输液后应更换 （4）输液港专用无损伤针头应至少每 7d 更换 1 次	□是　　□否
6. 确认导管：输注药物前宜通过回抽血液确定导管在静脉腔内	□是　　□否
7. 规范消毒 （1）以穿刺点为中心擦拭消毒皮肤及导管，皮肤消毒范围大于敷料面积 （2）消毒液自然干燥后方可操作 （3）不宜在穿刺部位使用抗菌油膏	□是　　□否
8. 更换敷料 （1）无菌纱布敷料至少每 2d 更换 1 次 （2）无菌透明敷料至少每 7d 更换 1 次 （3）穿刺部位发生渗血、渗液及敷料出现卷边、松动、潮湿、污染、完整性受损时，应及时更换 （4）宜选无菌透明、透气性好的敷料 （5）高热、出汗、穿刺点出血、渗出、皮肤病变、过敏等患者可使用纱布类敷料或功能性敷料 （6）敷料外标注更换日期	□是　　□否
9. 导管固定：以穿刺点为中心覆盖穿刺部位，无张力固定。对于 CVC，推荐使用无缝线导管固定装置	□是　　□否
10. 规范冲管 （1）输注药物与生理盐水不相容时，先使用 5% 葡萄糖注射液冲洗，再使用生理盐水 （2）使用 10mL 及以上注射器或一次性专用冲洗装置冲封管 （3）管道通畅，无堵管，使用脉冲式技术冲管，即"推—停—推"方法冲洗导管，如遇阻力，提示不通畅，不应强行冲管 （4）输血或输注特殊药物（丙泊酚、脂肪乳等）后，应充分冲管	□是　　□否
11. 规范封管 （1）输液完毕，应用导管容积加延长管容积 1.2 倍以上的生理盐水或肝素盐水正压封管 （2）封管液选择：PICC 及 CVC 可用生理盐水或 10U/mL 肝素盐水，PORT 可用 100U/mL 肝素盐水 （3）封管液应一人一针一管一剂一用	□是　　□否
12. 健康宣教 （1）告知患者带管期间如何沐浴、功能锻炼及负重要求 （2）治疗间歇期，PICC 至少每 7d 维护 1 次，PORT 至少每 4 周维护 1 次	□是　　□否

参考文献

［1］ 安力彬, 陆虹. 妇产科护理学 [M].7 版. 北京：人民卫生出版社,2022.

［2］ 包冬英, 周晓丽, 吴林雁. 急性冠脉综合征患者低分子肝素钠治疗注射方法的改良与护理观察 [J]. 中西医结合心血管病电子杂志,2021,6:109-111.

［3］ 陈洁如, 王梦琪, 陈泓伯, 等. 不同体位对成人 ARDS 行机械通气患者影响的网状 Meta 分析 [J]. 中华现代护理杂志,2021,27(31):10.

［4］ 陈娟. 循证护理对下肢丹毒患者恢复及预后的影响 [J]. 皮肤病与性病,2020,42(4):595-596.

［5］ 陈默, 刘宇. 观察手法复位治疗耳石症眩晕的有效性和安全性 [J]. 中国医学文摘 (耳鼻咽喉科学),2020,35(6):521-523.

［6］ 陈茹, 王海洋. 腹主动脉瘤破裂危险因素的研究进展 [J]. 中国普外基础与临床杂志,2021,28(12):1676-1680.

［7］ 陈宇, 罗春梅, 贺斌峰, 等. 不同水平 PEEP 治疗对 ICU 非 ALI/ARDS 患者 ARDS 发生率影响的 Meta 分析 [J]. 中华危重病急救医学,2020,32(2):6.

［8］ 崔琰, 张玉侠. 儿科护理学 [M].7 版. 北京：人民卫生出版社,2021.

［9］ 杜娟, 贾艳玲. 综合护理预防肠梗阻患者术后感染的效果 [J]. 临床医学研究与实践,2020,5(5):179-181.

［10］ 符伟国, 原通. 破裂性腹主动脉瘤诊治流程 [J]. 中国实用外科杂志,2020,40(12):1356-1359.

［11］ 高晓斌, 赵颖, 张世琳, 等. 丹毒的中西医治疗研究进展 [J]. 中国中医急症,2022,31(3):553-556.

［12］ 高巍. 重症肝炎患者消毒隔离及护理干预意义 [J]. 中国医药指南,2021,19(33):180-181.

［13］ 郭喆, 关键. 重症急性胰腺炎预防与阻断急诊专家共识 [J]. 中国急救医学,2022,42(5):369-379.

［14］ 韩燕. 量化食物稠度对脑卒中吞咽功能障碍病人预防误吸的效果 [J]. 循证护理,2022,8(5):708-710.

［15］ 何净斋. 预见性疼痛干预在主动脉夹层中的效果观察 [J]. 数理医药学杂志,2021,34(2):313-314.

［16］ 贺阳东.整体化护理管理在主动脉夹层手术患者护理中的应用效果 [J]. 中国卫生产业，2020,17(19):3.

［17］ 胡苗苗，张淑琴，马莉莉 .COPD 合并呼吸衰竭经鼻高流量氧疗治疗及护理 [J]. 临床与病理杂志 ,2020,40(8):2177–2182.

［18］ 黄煜，何庆 .2020 AHA 心肺复苏指南解读 (三): 成人基础和高级生命支持 (中)[J]. 心血管病学进展 ,2020,41(12):1338–1344.

［19］ 纪文焘，孟岩，薄禄龙，等 .《拯救脓毒症运动 : 脓毒症与感染性休克治疗国际指南 2021 版》的解读 [J]. 中华麻醉学杂志 ,2021,41(12):5.

［20］ 金立贝，潘宝权，毕强，等 .主动脉夹层转运途中深度镇静镇痛及心率血压管理的效果观察 [J]. 中华急诊医学杂志 ,2021,30(9):1074–1078.

［21］ 李德玉 .流行性出血热患者的病情观察及护理干预方法 [J]. 中国医药指南 ,2021,19(10):173–174.

［22］ 李晶伟，艾美梅 .急性呼吸衰竭急救的研究进展 [J]. 医学综述 ,2020,11(26):4489–4493.

［23］ 李淑娥 .个性化心理护理在晚期肺癌护理中的应用 [J]. 人人健康 ,2020,7:191.

［24］ 李燕，郑雯，葛静萍 .下肢深静脉血栓形成介入治疗护理规范专家共识 [J]. 介入放射学杂志 ,2020,29(6):531–540.

［25］ 廖燕秋，廖敏如 .术前心理访视及预见性护理指导对急性闭角型青光眼患者的影响 [J]. 齐鲁护理杂志 ,2021,27(16):74–76.

［26］ 林小翠，刘雪梅，顾玉琴 .心脏介入诊疗术后并发心包填塞的临床观察和护理对策 [J]. 智慧健康 ,2020,6(29):91–93.

［27］ 刘龙 .切开排脓治疗扁桃体周围脓肿的临床效果观察 [J]. 中国医药指南 ,2020,18(20):69–70.

［28］ 龙兴霞，姚梅琪，姚金兰 .重症肌无力危象的危险因素与护理进展 [J]. 护理与康复 ,2022,3:94–97.

［29］ 潘娟，徐玉兰 .血液系统疾病护理研究热点分析 [J]. 护理学杂志 ,2022,37(24):22–29.

［30］ 邱艳良 .儿童气管支气管异物产生的原因及临床护理研究新进展 [J]. 实用临床护理学电子杂志 ,2020,5(8):171–178.

［31］ 孙小蓉，刘兴炬，张岩，等 .颈动脉内膜剥脱术后脑高灌注综合征 10 例患者的护理 [J]. 护理与康复 ,2022,21(4):67–68,71.

［32］ 田妮娜，董宝侠，肖妹，等 .血液病粒细胞缺乏症患者医院感染的单中心研究 [J]. 中华保健医学杂志 ,2021,23(4):382–384.

［33］ 尤黎明，吴瑛 .内科护理学 [M].7 版 .北京 : 人民卫生出版社 ,2022.

［34］ 汪洋 .晚期肺癌护理中优质护理的应用效果分析 [J]. 中国医药指南 ,2020,3:229–230.

［35］ 王春英，陈丽君，傅晓君，等 .护理风险管理 : 经典案例分析 [M]. 杭州 : 浙江大学出版社 ,2022.

［36］ 王丽亚，闫浩敏，杨泽卫，等.对严重扁桃体周围脓肿患者进行个性化护理的效果研究 [J]. 当代医药论丛 ,2020,18(7):257-258.

［37］ 王任红，钟雯，谭辜钰，等.全程护理干预在心脏介入术中并发急性心包填塞患者中的应用效果 [J]. 中国当代医药 ,2021,28(17):240-242.

［38］ 席淑新，肖惠明.眼耳鼻咽喉科护理学 [M].北京：人民卫生出版社 ,2021.

［39］ 席祖洋，李耀彩，郭静明.内科系统医疗风险控制 [M].武汉：武汉出版社 ,2011.

［40］ 肖岩.流行性出血热流行特征与预防控制措施 [J].中国实用医药 ,2021,16(27):170-172.

［41］ 谢彩琴，孙专意，任玲玲，等.康复新液湿敷与氯己定溶液坐浴对预防粒细胞缺乏症病人肛周感染的效果观察 [J].护理研究 ,2021,35(23):4302-4304.

［42］ 徐静.急救护理在严重创伤失血性休克患者中的应用体会 [J].临床医学研究与实践 ,2020,5(4):173-174.

［43］ 徐响琴，沈潜.加味四黄散外敷辅助治疗下肢丹毒.护理研究 [J].2020,52(2):44-46.

［44］ 严骏，任飞，程章波，等.急性 A 型主动脉夹层患者的 CTA 表现及危险因素分析 [J].深圳中西医结合杂志 ,2021,31(18):87-89.

［45］ 杨爱新，高志良，刘静.《肾综合征出血热防治专家共识》解读 [J].临床内科杂志 ,2021,38(12):862-864.

［46］ 游靖宇，刘少云，张茂.急性骨筋膜室综合征的诊治研究进展 [J].创伤外科杂志 ,2020,22(6):470-473.

［47］ 宇应涛，郭争社，董雯婷，等.2003—2019 年西安市某三级甲等医院肾综合征出血热患者特征分析 [J].中国卫生统计 ,2021,38(1):100-103.

［48］ 袁潇，杨湘英，吴清清，等.成人急性呼吸窘迫综合征俯卧位机械通气患者压力性损伤预防的最佳证据总结 [J].中华现代护理杂志 ,2021,27(30):6.

［49］ 岳丽青，陶子荣，李育，等.神经内科专科护理 [M].北京：化学工业出版社 ,2021.

［50］ 张璨，曹奕.曹奕治疗丹毒临床经验 [J].中国民间疗法 ,2021,29(9):34-36.

［51］ 张季云，朱玉凤，邢凡凡.自制儿科误吸风险评估表在预判婴幼儿误吸中的应用 [J].吉林医学 ,2022,43(2):552-554.

［52］ 张宁.围术期下肢深静脉血栓形成的原因及护理应对 [J].航空航天医学杂志 ,2021,32(7):891-892.

［53］ 张涛，李昊，郭华林，等.主动脉夹层破裂致死 20 例分析 [J].中国法医学杂志 ,2021,36(3):322-325.

［54］ 张娆，陈映.眼科手术后感染性眼内炎的影响因素及直接经济损失 [J].中国感染控制杂志 ,2020,19(5):457-461.

［55］ 张永建，尹浩，马俊，等.颈动脉内膜剥脱术后严重并发症 2 例报告及文献复习 [J].创伤与急危重病医学 ,2022,10(2):154-157.

［56］ 郑修霞.妇产科护理学 [M].北京：人民卫生出版社 ,2022.

［57］ 植艳茹 , 李海燕 , 陆清声 . 住院患者静脉血栓栓塞症预防护理与管理专家共识 [J]. 解放军护理杂志 ,2021,38(6):17-21.

［58］ 中华医学会糖尿病学分会 . 中国 2 型糖尿病防治指南 (2020 版)[J]. 中华糖尿病杂志 ,2021,13(4):360-362.

［59］ 中华医学会外科学分会胰腺外科学组 . 中国急性胰腺炎诊治指南 (2021)[J]. 中华外科杂志 ,2021,59(7):578-587.

［60］ 中华医学会心血管病学分会 , 中国医师协会心血管内科医师分会肺血管疾病学组 , 中国肺栓塞救治团队 (PERT) 联盟 . 急性肺栓塞多学科团队救治中国专家共识 [J]. 中华心血管病杂志 ,2022,50(1):25-35.

［61］ 钟玲玲 , 王燕 . 探讨护理干预在人工肝血浆置换治疗重症肝炎中的应用价值 [J]. 中国社区医师 ,2021,37(27):169-170.

［62］ 周倩倩 , 张敏 , 李蕊 , 等 . 急性颅脑损伤患者护理质量敏感指标的构建 [J]. 上海护理 ,2022,22(3):49-52.

［63］ 周欣 . 综合护理在重症肝炎患者中的应用 [J]. 中国医药指南 ,2021,19(7):7-9.

［64］ 周洋 . 中西医结合治疗颜面丹毒临床观察 [J]. 实用中医药杂志 ,2020,36(4):446-447.

［65］ 庄晓秋 . 慢性阻塞性肺疾病患者拔管后序贯经鼻高流量氧疗的疗效分析 [J]. 当代医学 ,2020,26(25):36-38.

［66］ 邹玉凌 , 陈佳 .193 例感染性眼内炎患者致病原因及临床特点分析 [J]. 眼科新进展 ,2021,41(10):948-951.